平凡社新書
278

老いない体をつくる

人生後半を楽しむための簡単エクササイズ

湯浅景元
Yuasa Kagemoto

HEIBONSHA

老いない体をつくる●目次

プロローグ

1　老いない体をつくろう

人は、かなわぬ夢こそ強く願うものです。たとえば「不老不死」がそうです。科学がいちじるしく発達したとはいえ、私たちにとって不老不死はまだかなわぬ夢です。年をとるにつれ老化現象が起こり、そしていつか死を迎えます。老化と死を避けることは、誰にもできません。それだからこそ、多くの人たちが不老不死を願っているのです。

できれば老いたくない、できれば死にたくない。たいていの人は、こんな思いを持ったことがあるのではないでしょうか。きっと、この本を手にとられたあなたも、そんな願いを心の中に描いたことがあるはずです。あるいは、今まさに、不老不死を強く願っているかもしれません。

老化は病気ではありません。長く生きていれば、必ず訪れる自然の現象です。そして、いつか死を迎えることも当然の成り行きです。

そんなことは誰にだってわかっているはずです。それなのに、人間は老化を嫌ったり死を恐れたりします。きっと、活力にあふれた若いころが生涯で最高の時期だと信じているからでしょう。この世を去ることに未練があるからでしょう。

私が生まれた一九四七年の平均寿命は、ほぼ五〇歳でした。「人生五〇年」の時代だったのです。そのころの大人たちは、不死を願ったとしても、不老を期待することはなかったはずです。なにせ人生五〇年ですから、老いを感じる暇もなく死を迎えないといけなかったからです。

ところが、二〇〇三年の日本人の平均寿命は男七八歳、女八五歳です。さらに、二〇五〇年には日本人の平均寿命は九〇歳を超えると予測されています。このような長寿時代を生きる多くの人たちは、老いを感じる前に死を迎えるというわけにはいきません。一〇年、二〇年、あるいは三〇年以上も老いとともに生きていかなければならないのです。不死は無理としても、不老を強く願う気持ちが起こるのも当然です。

老いるのは健全な生物現象であって、長く生きていれば必ず起こることです。不老を実現することはできません。でも、老化を遅らせることは可能です。その可能性を信じて、死ぬ直前まで元気で若々しく生きるという夢を実現させようではありませんか。

この本では、老化を早めないで、老いない体をつくるための方法をまとめてあります。どれも、その気になれば誰にだって簡単に実践できるものばかりです。肝心なのはあなたの実行力です。老いない体をつくりたいと願うだけではなく、そのために必要なことを実行し、それを持続することが老いない体をつくるための必須条件です。

老化とは何か

老いない体をつくるための第一歩は、老化について知ることです。老化とは何か、老化はどのように起こるのか、老化を早めさせる要因は何か。こういったことを知っていると、老いない体をつくるためのあなたに合った方法を見つけることができます。

人間は生まれたあと、発育し、そして老化してやがて死を迎えます。老衰期には、体をつくっている細胞の数は減り、細胞の中の水も少なくなり、細胞の活動力も衰えます。細胞は脳、心臓、筋肉、骨、内臓などの全身の臓器をつくっています。細胞の活動力が衰えるということは、全身の機能が衰えることです。このように、全身の活力が低下することを老化といいます。

老化が起こると、体にはさまざまな現象が現れてきます。もっとも身近な老化現象には次のようなものがあります。

・頭髪が白くなったり、抜け落ちる。
・皮膚の弾力性がなくなりしわが増える。
・血管の壁が硬くなって動脈硬化を起こしやすくなる。
・骨がもろくなって折れやすくなったり、曲がったりする。
・目の水晶体のレンズ調節能力が低下して視力が落ちる。
・聴力が衰える。
・脳の細胞が減少して記憶力などの能力が低下する。
・つまずいたりして転びやすくなる。
・性欲が減退する。
・体力が衰えて日常生活の自立が困難になる。

多くの人は、このような現象が現れてくると「あー、年とったなあ」と老いを感じるものです。

いったい老化はなぜ起こるのでしょうか。老化のメカニズムがわかれば、老化を遅らせることができるはずです。

一般に、細胞の衰えが老化の原因だといわれています。細胞が衰える原因として、二つの説が考えられています。プログラム説とエラー蓄積説です。

プログラム説とは、人間が受精卵から発生し、発育し、老化して死ぬまでのすべての遺伝情報が受精卵のＤＮＡに組み込まれているとする考えです。その情報にしたがって、ある時期が来ると細胞が衰え、老化が始まるというのです。

エラー蓄積説とは、修復しきれないで残された傷害が体の中にしだいに蓄積して、それが一定量を超えたときに細胞が死滅し、老化が起こるという考えです。

もともと、人間には傷害を治す能力があります。しかし、その能力にも限界があり、すべての傷害を治すことはできません。治しきれないで残った傷害（エラー）が現れてきます。そのエラーの蓄積が老化を起こさせるというのです。

プログラム説は、老化の原因を遺伝だとしています。一方、エラー蓄積説は老化の原因を環境ととらえているのです。このように、老化には遺伝と環境の両者が関係しているのです。

老化を遅らせることはできる

老化の原因は、遺伝と環境にあります。老化を遅らせるには、遺伝子を操作し、環境を整えればよいことになります。

しかし、遺伝子を操作することは、倫理上、問題があります。人間の遺伝子を操作して、思い通りの人間をつくることは、簡単には許されません。

それよりも、老化を早める有害要因のような環境条件を整えることならすぐにも実行できます。

老化を促進する有害要因には、ストレス、活性酸素、運動不足、栄養不良、喫煙、紫外線などがあります。こういった有害要因を除くようにすれば、老化を遅らせて、老いない体をつくることができます。

老化は、生活習慣病と同じように、予防が第一です。老いる前に、老化にとって有害な要因を近づけないようにして、老いを予防しておくことが重要です。その予防策は、決して難しいものでありません。あなたがその気になれば、簡単に実行できるものばかりです。結局、あなたがやる気を起こして実行するかどうかが老化予防の鍵となるのです。

2 年齢のとらえ方

「若く見える人」と「老けて見える人」

「何歳ですか」と聞かれたら、あなたはどのように答えますか。おそらく「四〇歳」とか「六〇歳」と答えることでしょう。私たちにとって年齢とは、一般に、生まれた年から数えた年数のことです。誕生日を迎えるごとに一歳ずつ増えていく年齢が、社会で広く利用されているのです。

年齢は、私たちが物ごとを判断するときの基準としてしばしば使われます。「もう二五歳をすぎたから、そろそろ結婚しなくては」とか「五〇歳をすぎたので、もうこんな色の服は着られない」というように、何かを決めるときたいてい年齢によって判断しているのです。

年老いたかどうかも年齢で決められることがほとんどです。「六〇歳の還暦を迎えたので、いよいよお年寄りの仲間入り」と考える人が多いのです。

しかし、誕生日ごとに一歳ずつ増えていく年齢だけで老いたかどうかを判断することは適切なのでしょうか。どうも、そうだとはいえないようです。

同じ年齢なのに、一〇歳若く見られる人と、逆に一〇歳老けて見られる人がいます。二人の間には二〇歳の差がついてしまいます。不公平なようですが、これが現実です。では、なぜこんな差がついてしまうのでしょう。その答えは、体力年齢にあるようです。

体力年齢を若返らせる

体力年齢とは、体力レベルで判断する年齢のことです。実際の年齢が四〇歳でも、体力レベルが二〇歳代であれば、その人の体力年齢は二〇歳代と判定します。六〇歳代の体力レベルであれば、いくら年齢が若くても体力年齢は六〇歳代と判断するのです。

実は、この体力年齢を若返らせることが若く見えるための秘訣なのです。

体力年齢は、一般に使われている年齢のように一年ごとに一歳ずつ加えられていくものではありません。

運動不足、睡眠不足、食べすぎ、アルコールの飲みすぎ、喫煙といった不摂生を続けると、体力年齢は一年の間に一〇歳も老け込むことがあります。逆に、正しい生活習慣を守ると、体力年齢を一年間に一〇歳も若返らせることだって可能です。体力年齢は、あなた自身の心がけしだいで、増やすことも減らすこともできるものです。

体力年齢が若返ると、気も若くなります。体と気が若返れば、容姿だって若く見えるようになります。

化粧や服装を工夫して若く見せることもできます。でも、それはあくまで外見をとりつくろっただけのことです。たいせつなことは、中身を若返らせることです。あなた自身の体と気を若返らせるのです。それが、若く見えるための基本であり、老いない体をつくるための土台となるのです。

年より若い人の特徴

年より若い人たちには、いくつかの共通点があります。

〈容貌〉

①顔の皮膚に張りがあり、しわが少ない。

②二重あごでない。

③血色がよい。

④シミが少ない。

⑤目じりや口角がたれ下がっていない。

⑥表情が豊かである。

〈体型〉

①二の腕、お腹、太ももがたるんでいない。

②胸やお尻がたれ下がっていない。

③太ももはある程度の太さを保っている。

④肥満体でない。
〈姿勢〉
①頭がまっすぐに立っている。
②背筋が伸びている。
③腰が曲がっていない。
④膝がまっすぐに伸びている。
〈動作〉
①体の動きがキビキビしている。
②背と膝を伸ばして歩く。
③大またで歩く。
〈音声〉
①声に張りがある。
②声が大きい。
③言葉がはっきりしている。
〈身体〉
①疲れにくい。

②記憶力がよい。
③物がよく見える。
④関節などに痛みを感じない。
⑤生活習慣病などの病気ではない。
⑥性への欲望が衰えていない。

ここにあげた年より若い人たちの共通点は、いずれも体力に関係しています。

顔の皮膚がたるんだり目じりが下がってくるのは、表情筋と呼ばれる筋肉が弱くなるからです。容貌を若返らせるには、顔の筋肉をよく動かして強化することです。

体にたるみができて肥満体になってくるのは、筋肉が弱くなることと脂肪がたまるからです。体型を若々しくするためには、とくに二の腕、腹、尻、太ももの筋肉を引き締めて、体脂肪を落とすことです。

頭が前に倒れて背が丸まった姿勢では、老けて見られます。頭を起こして背をまっすぐに立てた姿勢をとれば、若々しく見えるものです。そのためには、首と背の筋肉を強くすることです。

キビキビした動作は、若さを感じます。動作を若々しくするためには、速筋《そっきん》という筋肉を鍛えることです。

筋肉には速筋と遅筋《ちきん》あります。速筋は素早い動きが得意な筋肉、遅筋はゆっくりした動きが得意な筋肉です。若返るには、とくに速筋を鍛えて、素早く動く体をつくるのです。

腹筋や横隔膜（横隔膜はれっきとした筋肉）が弱くなると、息を十分に吐き出すことが難しくなり、大きな声が出ません。言葉も不明瞭になります。声の張りも若さを感じさせるたいせつな条件です。声に張りを持たせるために必要な腹筋や横隔膜も、運動によって強くすることができます。

体力が衰えれば、見る、聞く、話すといった体のさまざまな機能も衰えてきます。病気にかかりやすくなり、若い体や気を保つことができなくなります。

老いない体をつくるには、まずは体力の衰えを防いで体力年齢を少しでも若返らせることを実行するとよいでしょう。

そして、何はともあれ、一年ごとに一つずつ増えていく年齢から老いたなどと判断しないことです。人間は気の持ちようでプラスにもマイナスにも変わります。年より若い人には、「私は若いんだ」とやや自信過剰気味に思い込んでいる人が多いようです。

3　老いないためのポイント

病気をしない、脚力を衰えさせない

老いない体をつくるためにもっとも大事なことは、病気をしないことと脚力を衰えさせないことです。中年になってからの病気と脚力の衰えは、確実に老化を早めます。

病気になると、病気に対抗するために体温が上昇する、動悸や呼吸が激しくなる、血圧が上がるといった生理的反応が起こります。健康なときに比べて、病気のときには体は酷使されるのです。そのために、体力や気力が衰えて、老化を早めることになるのです。

脚力が衰えると、歩くという移動運動が困難になります。トイレに一人で行って用をすますといった日常生活動作ですら困難になってきます。いわゆる、日常生活の自立が難しくなるのです。他人の力を借りないと生活ができなくなるのです。これでは、生活の質がいちじるしく悪化して、老化の進行を早めてしまいます。

年齢の割に若い人は、中年になってから重病になるとか、脚力が極端に衰えるというこ

とのない人たちです。健康な体を持続し、ほどほどの脚力を維持している人が、老いない体を保てるのです。

生活習慣病を予防する

老いない体をつくるには病気、とくに生活習慣病を予防することが必要です。なぜなら、生活習慣病は死に至るほどのダメージを体に与えることがあるからです。

まず生活習慣病についてまとめておきましょう。生活習慣病とは、悪い生活習慣を続けたことが原因で起こる病気のことです。

アンバランスな食事や不規則な食事時間、運動不足、ストレス、喫煙、過度な飲酒といった生活習慣を続けると、高脂血症、糖尿病、高血圧、肥満といった病気が起こりやすくなります。

生活習慣病がやっかいなのは、自覚症状がないまま進行することです。本人が気づいたときには、病状がそうとう悪くなっています。

さらに、生活習慣病は合併しやすいことです。病気がお互いに影響し合って、病状をさらに悪化させて動脈硬化や心筋梗塞といった死に至る病気へと進む恐ろしさがあります。

医学者のカプランは、一九八九年に、「死の四重奏」という言葉を使って生活習慣病の合併症の怖さを紹介しました。

たとえば、生活習慣病を一つだけ持っている人が動脈硬化を発症する率は、健康な人の五倍です。生活習慣病を三つ以上持っている人の発症率は、健康な人の三六倍にも高まります。生活習慣病が合併すると、加速度的に致命的な病状が現れてくるのです。

生活習慣病になると、本人の知らぬ間に体調は悪化し、老化も早まってきます。生活習慣病は、健康にとって好ましくない生活習慣を続けることが第一の原因です。したがって、生活習慣病を防いで老いない体をつくるには、悪い生活習慣を改めればよいのです。要は、本人のやる気しだいです。

生活習慣病は、完治することが難しい病気です。たとえば、高血圧になったとしましょう。血圧の上昇を防ぐために、塩分をとりすぎないようにしたり、ウォーキングのような運動を行ったりします。ひどい場合には、降圧剤を服用して血圧の上昇を抑えます。

こういったことを守っていると、高かった血圧は下がり安定してきます。しかし血圧が下がったと安心して、栄養管理も運動も服薬もやめると、血圧は再び上昇していきます。

高血圧になってしまったら、症状が悪化しないような処置を続けないといけないのです。他の生活習慣病も同じで、病気にかかると完治することは非常に困難です。

しかし、適切な栄養をとることを心がけ、運動を続ければ、生活習慣病の悪化を防ぐことはできます。

老いない体をつくりたい人は、明日といわず今日からさっそく次のことを心がけてみましょう。
①さまざまな栄養素をバランスよくとる。
偏食はダメです。多くの食材を少しずつとることがたいせつ。とくに体をつくる材料であるタンパク質は十分にとるようにしましょう。
②食事時間を決めて、規則正しくとる。
食事時間が不規則だと、食欲や栄養摂取能力が低下します。一日の食事時間を決めて、その時間を守って食事するようにしましょう。
③少なくとも一日三〇分は運動する。
ウォーキング、筋トレ、ストレッチの三つの運動を組み合わせて、一日三〇分は運動するようにしましょう。そして、週に五~六日は運動することです。
④ストレスをため込まない。
心理的ストレスのいちばんの原因は、自分と他人を比較することです。あの人に比べて自分のここは劣っている、このように他人と比較して自分のことに満足できなくなることが、心理的ストレスを起こさせるのです。あなた自身に備わっていることに満足するよう

にしましょう。

⑤タバコを吸わない。

タバコの煙の中には、約四〇種類の発がん物質を含む数千種類の化学物質が含まれています。こういった化学物質のために、喫煙を習慣にするとがんや呼吸器、心臓、血管の病気にかかりやすくなります。タバコを直接吸っている人はもちろんのこと、間接喫煙といって、間接的にタバコの煙を吸い込んでも危険です。

⑥アルコールを飲みすぎない。

酒は百薬の長といわれているように、適量を飲むなら健康によい働きをします。しかし、飲みすぎると心臓、肝臓、血管、脳などの病気にかかりやすくなります。飲酒の習慣がある人は、適量を決めてアルコールを飲みすぎないように心がけるべきです。

転倒を予防する

脚力が衰えて困ることは、一人でトイレに行くなどの日常生活動作が困難になることです。老いない体であるためには、他人の助けを借りなくても日常生活を送ることができる体を維持しないといけません。「自分の体を、自分の力で、自分の思い通りに動かすことができる」。これが老いない体の必要条件です。

脚力が衰えて困るもう一つのことは、転倒しやすくなることです。転倒ですり傷をつくるだけなら、大きな問題にはなりません。転倒で脚の骨を折り、そのまま寝たきりになる人がいるのです。これが、転倒の怖さです。

転倒事故は決して珍しいことではありません。東京消防庁の統計によると、家庭の中で発生した不慮の事故で救急車を呼んだ人の四五パーセントが転倒です。

転倒事故を起こすと、「あー、いよいよ年なんだ」と一気に老け込んでしまう人がいます。転倒で脚の骨を折ろうものなら、日常の歩行が困難になって生活の質が低下する人だっています。

老いない体を保つには、とにかく一人で移動できて、しかも転倒しないだけの脚力を維持しないといけないのです。

4　老いないための私の心がけ

人間を見かけの容姿で判断すると、年齢相応に見える人、年齢より老けて見える人、年齢より若く見える人に分けられます。私は、年齢より若く見えるタイプのようです。だいたい一〇歳ほど若く見られます。

「若く見えますね」といわれると、何となく自信がわいてきます。決して悪い気分にはなりません。適度な自信は、元気に生きるための原動力になるのです。

私は、今しばらく若く見える容姿を保ちたいと願っています。その夢を実現するために、私なりの老いないための心がけを続けています。私の心がけを紹介しましょう。

寝つきの三時間をたいせつにする

若い体は新陳代謝が活発です。新陳代謝とは、体にとって必要な物をとり入れて体をつくり、いらなくなった物を体の外へ運び出す働きのことです。

私たちの体は、一度できたらずっとそのままというのではありません。体をつくっている細胞は、死滅するのと同時に新しくつくられています。新旧の細胞が入れ替わりながら生きているのです。すなわち、新陳代謝をすることによって生命を維持しているのです。

新陳代謝が低下すると、細胞は減る一方になり、老化の進行を早めます。老いない体をつくるには、新陳代謝を低下させないことです。そのためには、寝つきの三時間を大事にすることが必要です。

人間の睡眠は二つに分けられます。レム睡眠とノンレム睡眠です。レム睡眠とは、浅い眠りです。この眠りのときには、体は眠っているのに脳は起きています。ノンレム睡眠は深い眠りで、脳も体も眠っています。このノンレム睡眠のとき、成長ホルモンの分泌がよくなって新陳代謝を活発にさせてくれるのです。

ノンレム睡眠は、寝つきの三時間でいちばんよく起こります。だから、老いない体をつくるためにこの寝つきの三時間に熟睡できるように心がけているのです。

寝つきの三時間を熟睡するための具体的な方法は次の通りです。

①電話などで起こされないように、留守電にしておく。

②エアコンを利用して除湿をかけながら室温を二〇度にセットし、三時間で切れるようにタイマーをセットする。

③昼は外に出て散歩する。日光に当たるとメラトニンという睡眠のリズムを調節するホルモンの働きがよくなる。

このようなちょっとした心がけで、熟睡できるようになります。

どうしても眠れないときは、無理に眠ろうとしないことです。「ウサギが一匹、ウサギが二匹、……」などと眠ろうと努力しても、かえって神経がいらだつだけです。それよりも、眠れないときは時間をもうけたと思って、ＤＶＤを見たり読書をします。

しばらく眠れない日が続くと、そのうちに自然に眠くなり熟睡できます。熟睡できる日を、のんびりした気分で待つほうがよいのです。

ご飯は毎食ごとに一口分減らす

ご飯は、朝、昼、夕食ごとにそれぞれ一口分減らすように心がけています。一口分のご飯の重さは約二〇グラムです。朝、昼、夕食で一口分のご飯を減らすと、減らしたご飯の量は一日六〇グラム、一カ月に一・八キロ、一年に二一・六キロになります。これだけでも、肥満を予防する役に立ちます。

肥満は、見かけだけではなく体の中身の老化を早めます。老いない体をつくるには、肥満を予防しておくことが必要です。

一口分のご飯を減らしたぐらいでは、空腹を感じることはありません。無理なく摂取エネルギーを減らすことができます。

子ども用の小さな食器を利用すると、食べすぎを簡単に防ぐことができます。子ども用の食器は大人用よりも小さいので、いっぱいご飯をついでも量は少なくできます。見た目は食器いっぱいにご飯がつがれているので、少ないという感じはしません。

とにかく体を動かす

人間は、体を動かすからこそ元気な体を保てるのです。運動不足になると、体は一気に衰えます。

運動不足が体を衰えさせることは、ベッドレストの研究で明らかにされています。健康な人を数週間、ベッドに寝かせたままにして、体の変化を調べる研究です。寝たきりの運動不足の状態を続けさせると、心臓は小さく弱くなり、血液は減り、筋肉や骨はやせ細り、体力も低下した体になります。

衰えた体は、運動を再開させると、もとに戻っていきます。

老いない体をつくるには、たゆまず体を動かすことが必要です。その運動は、スポーツ選手のように激しくてつらいものでなくてもよいのです。普段着のまま気楽に体を動かすことを習慣にすれば、元気を維持でき、老化を遅らせることができます。私は次のようにしてたゆまず体を動かすようにしています。

①電話をかけながらその場歩き

電話中は、その場歩きをします。そのために、仕事場の電話はコードレスです。呼吸が乱れて話が途絶えないように、ステップのペースを加減するようにしながらその場歩きをしています。

②出入り口からいちばん遠いところに駐車

車を出入り口の近くに駐車して楽しようなんてしてはダメ。車を駐車場に停めるときには、出入り口からいちばん遠いところを選んで駐車します。これだけでも、歩数が増えて運動不足を予防できます。

③エスカレーターで脚力強化

長い階段では、歩く代わりにエスカレーターを利用して脚力強化をしています。もちろん、ただエスカレーターに乗っているのではありません。両膝をやや曲げた中腰姿勢でエスカレーターに乗ります。この姿勢をとると、膝を伸ばして立っているときの三倍ほどの重さが脚の筋肉に加わります。丈夫な脚は若々しいキビキビした動作を可能にしてくれます。

精神的ストレスを増やさない

心と体はお互いに影響し合っています。精神的ストレスがたまってくると、体の働きも悪くなります。心と体が病めば、老化は早まるのです。年齢よりも若くあるためには、精神的ストレスをためないようにすることです。そのために私は次のことを心がけています。

①何ごとにも良い面と悪い面とがあります。良い面だけを見るように心がけているのです。
②自分と他人を比較しない。人間は百人百様です。他人と比較しても、所詮、私は私です。
③自分中心に生きる。ただし、他人に迷惑をかけすぎない程度で。
④来る者は拒まず、去る者は追わず。人間関係は自然の成り行きにまかせるのがよいようです。
⑤家族を大事にする。心の安らぐ家庭があれば、ストレスは激減させることができます。
⑥他人に迷惑をかけない限り、やりたいことを実行する。
⑦年齢を基準にして行動を決めない。

精神的ストレスの主な原因は、他人との関係にあります。他人のことをあまりにも気にしすぎて自分自身を見失うとき、人間は大きな精神的ストレスを受けるのではないでしょうか。

他人を無視しなさいとはいいません。他人は大事にすることがたいせつです。でも、他人を意識することに注意がいきすぎて、自分自身のことを大事にしていないのではないでしょうか。もっともっと、自分自身のことをたいせつにすることです。

自分自身のことをたいせつにすると、自然と他人のことをたいせつにするようになります。他人のことを適度に思いやりながら、自分自身のことを思いっきり大事にする。そうすれば、精神的ストレスをため込むことは防げます。

精神的ストレスの少ないことは、元気な老いない体を保つのに役立ちます。

I

元気な体をつくる

1　体力をつける

苦い経験

私は健康や体力づくりの専門家でありながら、実は苦い経験をしたことがあります。それは、四〇歳のころだったと思います。講演会の講師を頼まれて、約束の会場へ行く道中のことでした。遅れないために近道をしようと路地に入ったところ、水たまりがありました。路地をあと戻りすれば時間に遅れるかもしれないので、水たまりを跳び越すことにしました。

目の前にある水たまりは、どう見ても簡単に跳び越えられる大きさでした。それに、私はかつて走り高跳びの選手をしていたのでジャンプ力には自信がありました。

軽やかにジャンプして、さっそうと水たまりを跳び越える。そのはずだったのですが、着地したのは水たまりの中でした。

靴とズボンの裾が泥だらけになったことよりも、簡単に跳び越えられると思っていた水たまりに落ちてしまったことがショックでした。

「あー、年とってしまったなあ」

生涯で初めて老いを感じた瞬間でした。人並み以上の体力があると思っていた私の自信は、一気に崩れてしまったのです。

四つの「体力」を鍛えよう

しかし、そのショックからすぐに立ち直ることができました。悩むまでもなく、体力が衰えていたのは運動不足だったからです。体力をとり戻すには、運動する習慣をつければよいのです。やるべきことは決まっているのです。

幸いにも、体力には「可逆性」という性質があります。可逆性とは、逆の方向の反応も可能だということです。すなわち、運動不足が続くと体力は衰えます。しかし、運動を再開すれば衰えた体力はもとに戻ります。運動さえすれば、若々しい体力をとり戻せるのです。

私はさっそく「体力若返り作戦」を立てました。

体力と簡単にいいますが、その中身は多様です。持久力、筋力、瞬発力、敏捷性、平衡性、柔軟性、調整力などがあります。私は、このような体力要素の中から、老いない体をつくるためにとくに重要と思われる四つを選ぶことにしました。それは、持久力、筋力、柔軟性、敏捷性です。

持久力は、長い時間、疲れないで体を動かすことができる能力のことです。

少し動いただけで呼吸が乱れてすぐに疲れるようでは、若さなど感じることはできません。仕事でも遊びでも、一区切りがつくまでは休まないで続けられるだけのスタミナは欲しいものです。

筋力は筋肉が力を発揮する能力のことで、あらゆる運動の原動力となります。

私が水たまりに落ちたのは、筋力、とくに脚力が衰えていたからです。筋力は運動不足になると、すぐに衰えます。健康な男性を三週間ベッドに寝かせたままにして運動不足にさせたところ、筋肉が一五パーセントも細くなったという研究結果が報告されています。

筋力が衰えると、姿勢を保つことが困難になります。頭が前に倒れ、背中が丸くなった姿勢になります。これでは、若々しく見えません。

筋力の衰えは、立つ、歩く、入浴する、トイレで用をすますといった日常生活動作を困難にさせることになります。生活の自立が難しくなるのです。これも、老いを感じさせられる原因となります。

柔軟性は、筋肉の柔らかさと関節の動きの大きさのことです。

筋肉が硬くて関節の動きがよくないと、さっそうとした身のこなしができません。モタモタした動作では、若々しくは見えません。弾力性のある筋肉、よく動く関節が、老いない体をつくってくれます。

敏捷性は体を素早く動かす能力です。

この能力が衰えると、転倒しやすくなります。サッサッと素早く歩ける人は、転倒しにくいことが指摘されています。反対に、速く歩けない人は転びやすいのです。

転びそうになったり、あるいは実際に転ぶと、たいていの人は老いを感じるそうです。運悪く転んで脚の骨を折ってしまうと、日常生活動作に支障が出たり、そのまま寝たきりになる人もいます。

転びそうになったとしても、脚を素早く一歩踏み出すことができればバランスを保って転倒を予防できます。

「楽な運動」が老いない体をつくる

持久力、筋力、柔軟性、敏捷性を衰えさせないためには、運動することが必要です。本だけ読んで体を動かすことをしなければ、体力の衰えを防いだり高めたりすることはできません。実際に体を動かすことを続けないと、体力を維持したり向上させることなどできないのです。

老いない体をつくるためには運動することが必要ですが、そのための運動は苦しいものではありません。その逆です。楽に行うことができます。実は、楽に行うことができる運動こそ老いない体をつくるのに適しているのです。

よく「運動は諸刃の剣」といわれます。適度な負荷で運動すれば、体力の維持や向上に役立ちます。しかし、負荷が強すぎると関節や筋肉などを痛めたり、ひどい場合には命を落とすことだってあります。

老いない体をつくることを目的に運動するとき、ケガをしたり命を縮めるような運動ではダメです。安全で効果のある方法で運動しないといけません。

楽に、安全に、しかも効果が確実に現れる運動の方法を紹介しましょう。

2　持久力をつける

お勧めはウォーキング

長時間、疲労に耐えながら体を動かし続けられる能力を持久力といいます。持久力の最高の持ち主は、高橋尚子さんとか野口みずきさんのようなマラソン選手たちです。マラソン選手の持久力は、一般の人たちの二倍以上あります。

高い持久力をつけるために、マラソン選手たちはかなり激しいトレーニングを行っています。一日に三〇キロ走るのは当たり前。一日に六〇キロ走ることだってあります。標高三〇〇〇メートル以上の酸素の薄い高地で、走り込みもします。標準的な市民ランナーだって、一カ月に一〇〇キロは走ります。

マラソン選手を目指すのであれば、長時間走り続けるトレーニングが必要です。しかし、老いない体をつくるのが目的であれば、もっと短時間に、しかも楽にトレーニングするだけで十分です。そのための方法を紹介しましょう。

持久力をつけるための運動には、ウォーキング、ジョギング、スイミング、サイクリングなどがあります。その中でもお勧めの運動はウォーキングです。

なぜウォーキングを勧めるのかというと、安全で効果的だからです。

どんな運動でも、適切に行えば効果が現れますが、負荷が強すぎたりするとケガをすることがあります。最悪の場合には、運動中に死ぬことだって起こるのです。

老いない体をつくることを目的に運動するのです。ケガをしたり死んでしまったのでは、

図1　電話をしながら踏み台昇降運動

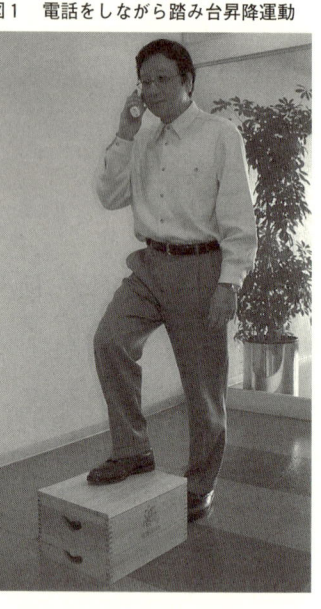

何のための運動かわかりません。

これまでの研究や調査から、ウォーキングは安全性が高く、不注意から捻挫をすることはあっても大きなケガをするとか命を落とすということはありません。しかも、適切な負荷が体にかかるように歩けば持久力を高めることができます。

ウォーキングの利点はそれだけではありません。ゴルフのように特別の用具が必要ということがないのです。ふだん身につけている服装や靴のままで歩くことができます。練習の必要はありません。ふだん通りの歩き方で十分です。

まずは歩く習慣をつけることです。そのためには、一日の生活の中にできるだけ歩く機会をつくるとよいでしょう。

私は歩く機会を増やすために、いろいろと工夫しています。車をショッピングセンターなどの駐車場に停めるときは、できるだけ出入り口から遠い場所に停めるようにしています。これだけでも、一回の駐車で五〇〇～一〇〇〇歩も歩数が増やせます。

電話をかけるときも無駄にはしません。その場歩きをしながら電話をかけます。足踏みのテンポは、一秒に一歩です。ときどき、高さ二〇センチの台に乗ったり降りたりしながら電話をすることがあります（図1）。踏み台昇降運動です。

旅行で長時間新幹線や飛行機に乗らないといけないことがあります。こんなときは、席に座ったまま足踏みを繰り返したり、できるだけ頻繁に席を立って少しでも歩くようにします。

ウォーキングの効果を高めるフォーム

歩くことが習慣になったら、さらに持久力をアップするために積極的にウォーキングをします。その場合、守らないといけないことは歩くフォームと運動の強度、時間、頻度です。

持久力をつけるには、できるだけ全身の筋肉を活動させることが必要です。体の一部の筋肉だけ働かせたのでは、持久力の源である心臓や血管や筋肉を十分に働かせることができません。首、肩、腕、胸、背、腰、尻、脚などについている筋肉をすべて動員して歩くのです。

そのためには、次のウォーキングフォームを守ってみましょう（図2）。
①頭を起こして、遠くを見る。
②ひじを直角に曲げて、腕を前後に大きく振る。腕を前後に大きく振るのがつらい人は、
　ひじを曲げて腕を横に振ってください。
③膝をできるだけ伸ばしたまま、脚を前後に動かす。
④かかとで着地し、つま先で地面をしっかりと蹴る。
このようなウォーキングの基本フォームは、それほど練習しなくても誰にでもできるものです。最初のうちは、体の動きを意識してください。すぐに無意識に基本フォームで歩けるようになります。
運動の強度は、心拍数か息苦しさを目安にしましょう。
持久力をつけるには、ウォーキング中の心拍数は、
138－（年齢÷2）
を目安にします。年齢が五〇歳の人なら、
138－（50÷2）＝113拍／分
となります。
心拍数を測るのが難しいと思う人は、ウォーキング中の息苦しさを目安にするとよいで

しょう。ウォーキング中の息苦しさの目安は、「ちょっと呼吸がはずんできたが、話は十分できる」状態です。

持久力をつけるには、酸素を体の中に十分とり入れながら運動することが条件です。息が苦しくなりすぎて話もできないようでは、酸素が十分にとり入れられていません。これ

図2　基本のウォーキングフォーム

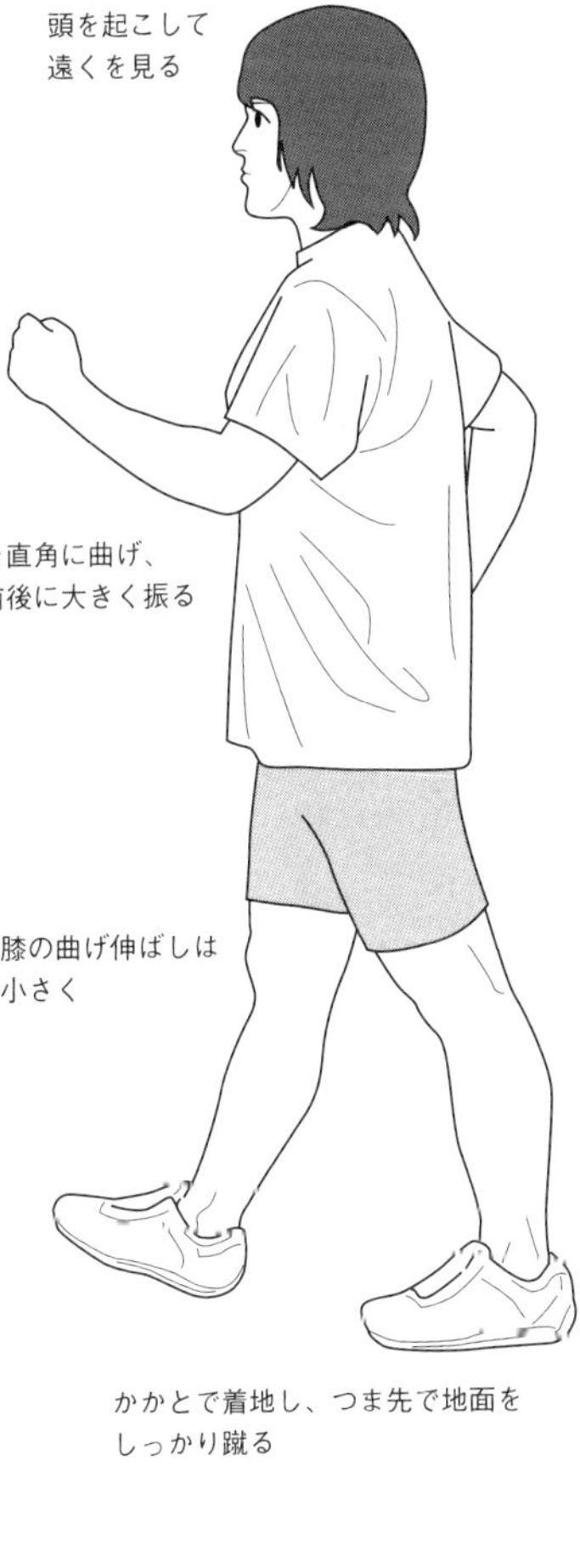
頭を起こして
遠くを見る
ひじを直角に曲げ、
腕を前後に大きく振る
膝の曲げ伸ばしは
小さく
かかとで着地し、つま先で地面を
しっかり蹴る

では、労多くして益少なしです。持久力をつけることなどできません。

運動時間は、一〇分は歩き続けるようにしましょう。あまり短い時間では、持久力をつける効果が現れません。かといって、長すぎると膝を痛めたり心臓に負担をかけすぎたりします。最長でも六〇分をめどにしましょう。それ以上歩くときは、六〇分ごとに一〇分ほどの休みをとるようにします。疲れているのに頑張って歩いたのでは、安全に持久力を高めることはできません。

3 筋力をつける

三種類の筋肉を鍛えよう

筋肉は、中年をすぎると年齢とともに細く弱くなります。このように、加齢につれて筋肉の量が減り筋力が低下する現象を「サルコペニア（加齢性筋肉減弱症）」といいます。

サルコペニアが起こると、姿勢は悪くなり、キビキビした行動はできなくなり、太ももは細くなってきます。筋肉がたるむので、体全体の張りがなくなります。体の動きも容姿も、老けてくるのです。

老いない体をつくるには、加齢によって起こる全身の筋肉の衰えを防がないといけません。

ところで、私たちの体にはたくさんの筋肉があります。体重のおよそ五〇パーセントは筋肉が占めています。体の半分は筋肉でできているのです。

全身に分布している筋肉は、大きく骨格筋《こっかくきん》、平滑筋《へいかつきん》、心筋《しんきん》の三種類に分けられます。

骨格筋は、骨についている筋肉です。この筋肉が収縮すると、骨を動かしてさまざまな動作を生み出します。

平滑筋は、胃腸の壁をつくっている筋肉です。この筋肉は、食物を消化して吸収するために働きます。

心筋は、心臓の壁をつくっている筋肉です。心筋は、全身へ血液を送り出すための働きをしています。

老いない体をつくるには、全身をつくっている骨格筋、平滑筋、心筋の衰えを防がないといけません。そのためには、筋肉に負荷をかけて運動させる筋肉トレーニングを行うことが必要です。ただし、それぞれの筋肉によって効果的な運動方法は異なります。

アイソメトリックスをやってみよう

骨格筋の老化を防いで若々しい筋肉を保つには、アイソメトリックスがお勧めです。アイソメトリックスという筋肉トレーニング法は、ドイツの運動生理学者ヘッティンガー博士が提唱したものです。

このトレーニングは、関節の曲げ伸ばしをしないで一定の角度を維持したまま、筋肉を最大に活動させます。

特別なトレーニング機器は必要ないし、安全性が高く、しかも数秒間の運動を数回繰り返すだけで効果が現れます。ふだんあまり運動しない人が筋肉トレーニングをするときは、アイソメトリックスをまず行うのがよいでしょう。

骨格筋の中で、老化によってもっとも衰えやすいのは太ももの前についている大腿《だいたい》直《ちょっ》筋《きん》とうしろについている大腿《だいたい》二頭筋《にとうきん》、および腹部についている腹直筋《ふくちょっきん》です。

大腿直筋と大腿二頭筋が衰えると、転倒しやすくなったり、歩くときの歩幅が広くできなくなります。老化は脚からといいますが、脚が衰えると老化は加速度的に進んでしまいます。

腹直筋が衰えると、腹部がたるんだり、腹圧が弱くなるので便秘がちになります。これは、老いを感じさせる原因となります。

筋肉の衰えを防ぐために、安全で効果的なアイソメトリックスを行いましょう。太ももの前後の筋肉を同時に鍛えるには、両膝を内側にひねりながら曲げるアイソメトリックスをします（図3）。

図3　脚力強化のためのアイソメトリックス

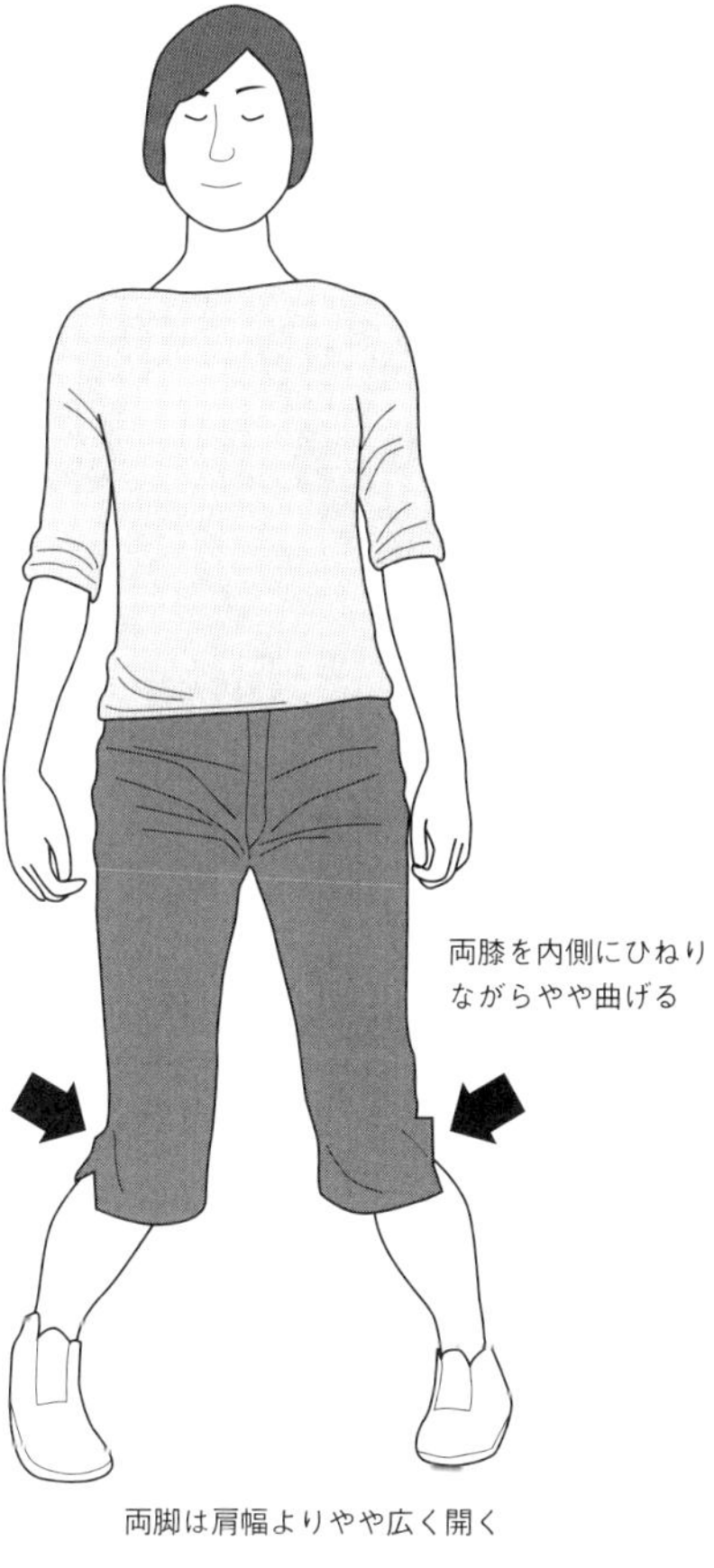
両膝を内側にひねり
ながらやや曲げる
両脚は肩幅よりやや広く開く

この姿勢を7秒間保持。5～10秒の休みをとりながら、3～5回繰り返す。

図4　腹直筋の老化を防ぐアイソメトリックス

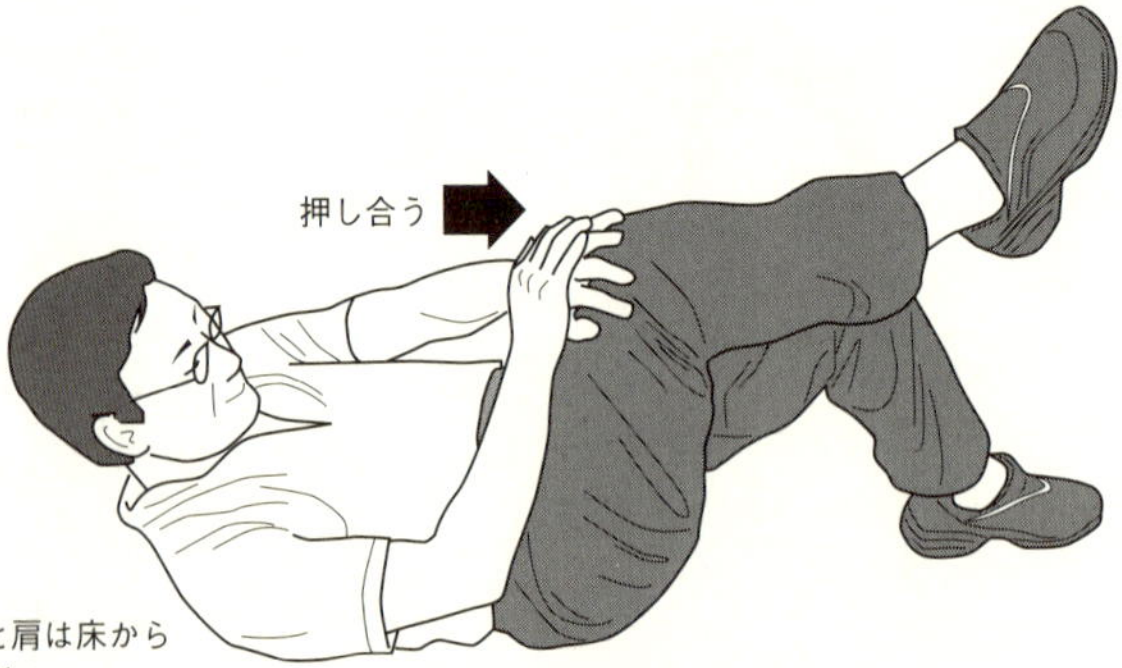

この姿勢を7秒間保持。脚を入れ替えて同じ運動を行う。
それぞれ3～5回繰り返す。

両脚を、肩幅よりやや広く、左右に開きます。両膝を内側にひねりながら、両膝をやや曲げます。その姿勢のまま、七秒間保持するのです。五～一〇秒の休みをとりながら、この運動を三～五回繰り返します。

腹直筋の老化を防ぐためのアイソメトリックスは、仰向けに寝た姿勢で行います（図4）。

両膝を直角に曲げて仰向けに寝ます。右の膝を胸のほうへ引き上げます。その膝に両手を重ねて当てます。頭と肩を床から上げた姿勢を保ったまま、右脚と両手で思いきり押し合います。その姿勢を七秒間続けます。脚を入れ替えて、同じ運動を行います。三～五回繰り返してください。

ウォーキングが胃と心臓の筋肉を鍛える

胃腸の壁をつくっている平滑筋が衰えると、食物の消化吸収が悪くなります。そうすると、栄養が全身の細胞に十分運ばれなくなります。栄養が不足すると、全身の細胞は死滅して老化現象が起こってきます。老いない体をつくるには、胃腸の壁をつくっている平滑筋の老いを防がないといけません。

胃腸の壁をつくっている平滑筋の老化を予防するためには、散歩程度の軽い負荷での一五〜二〇分間のウォーキングが効果的だということが、最近の研究からわかってきました。

軽いウォーキングは、胃腸の壁をつくっている平滑筋の運動を活発にさせて消化吸収をよくするだけではなく、便秘や大腸がんの予防にも効果があることが知られるようになってきました。

心臓の壁をつくっている心筋の老化を防ぐための運動も、ウォーキングがよいでしょう。ジョギングでも心筋を強くする効果がありますが、ジョギングは負荷が強く、心臓への負担が大きくなりすぎることがあります。安全に心筋を鍛えられるウォーキングを行ってください。

呼吸がやや苦しい程度のペースで早歩きを五〜一〇分間行いましょう。心筋が鍛えられてきたら、歩くペースは変えないで時間を一五分、二〇分と、最長三〇分まで延ばしていきます。早歩きでも、心筋の老化は十分に防ぐことができます。

年齢より若い人は、たいてい太ももの筋肉は強くて活発に動くし、胃腸も丈夫で食欲があり、心臓も強くて疲れにくい体を持っています。ここに紹介した筋肉トレーニングをまずは続けてください。これだけでも老いない体をつくることができます。

ウォーキングについては、一六四～八七ページもご覧ください。

4　柔軟性をつける

みずみずしい体には水が必要

植物は、老いてくると枯れてきます。枯れるのは、水分が少なくなってくるからです。

人間の体も同じで、年をとってくると体の中に蓄えられる水分が減ってきます。幼児の体には、体重のおよそ七〇パーセントの水分がたまっています。みずみずしい体です。成人になると体の中の水は体重の五五～六〇パーセントに減ってきます。六〇歳をすぎると水分はさらに減って、体重の五〇パーセントになります。まさに、年とともに体は枯れていくのです。

体の中の水分が減ると、皮膚は乾燥してきます。乾燥肌は老人の特徴です。潤いのある皮膚でないと、若い肌とはいえません。

体内の水分が減ると、筋肉が硬くなり柔軟性が低下します。柔軟性が衰えてくると、関節の動く範囲が狭くなったり、動きがギクシャクしてきます。このために、動作が緩慢になって若さが感じられなくなってきます。

潤いのある肌や柔らかでしなやかな筋肉を保つには、正しい水分補給とストレッチ運動を行うことです。

私たちは、平均すると、一日に二・五リットルの水を排泄しています。その内訳は、尿として一・五リットル、糞便として〇・二リットル、呼吸や皮膚から〇・八リットルです。代謝によって体の中でつくられる水分の量は、だいたい〇・四リットルです。これだけの量では、排泄された水分を補うことはできません。足らない分は、食物から〇・六リットル、飲料水から一・五リットルをとって補っています。

水分の補給でいちばん重要なのが飲料水です。飲料水を正しくとるために、起きている時間帯は二時間ごとにコップ半分から一杯の水分をとることが勧められています。汗がたっぷり出るようなときには、一五〜二〇分ごとにコップ半分から一杯の水分をとるようにします。

図5　顔のストレッチ

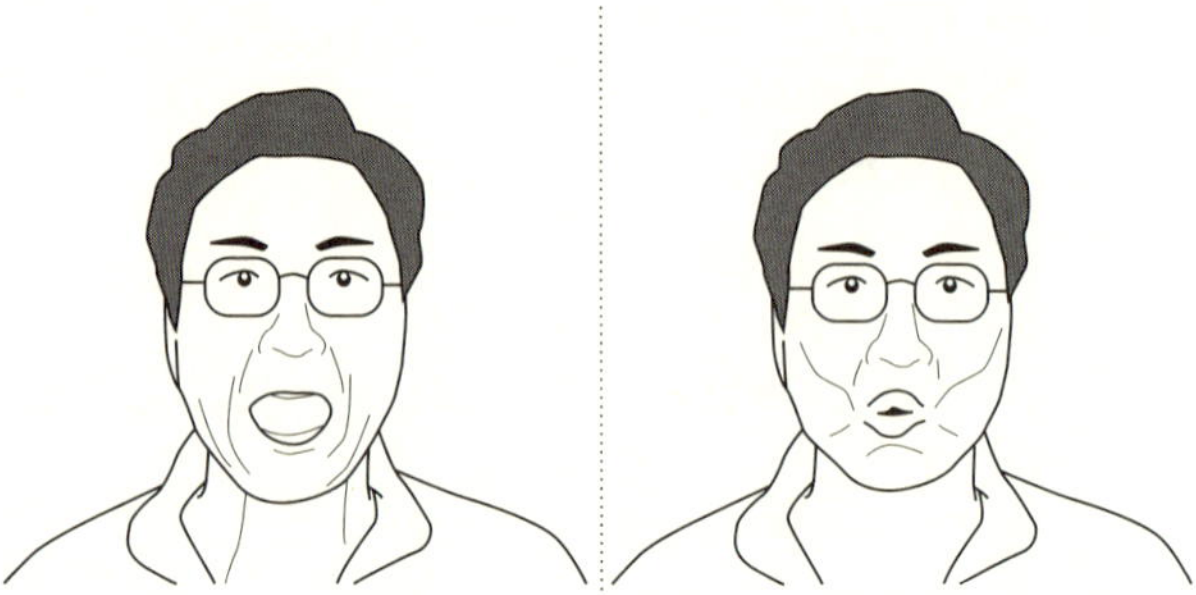

口を大きく開いたり、突き出したりしたまま、10秒間保持する。

人間はのどが渇いたという感覚は鈍くできています。のどが渇いたと感じたときは、すでに水分不足の状態です。水分は、食事と同じで、定期的に規則正しくとることがたいせつです。

体から水を減らさない、これによって潤いのある肌を維持し、柔らかくてしなやかな筋肉を保つことができます。

水分補給にストレッチを加えれば、肌や筋肉を若々しい状態に保つ効果が高まります。

若々しい表情を保つ顔のストレッチ

顔の皮膚を若々しく保つには、顔のストレッチをしましょう。顔には表情筋がついています。この筋肉は、名前の通り顔の表情をつくります。この筋肉の上に顔の皮膚がひっついています。顔の皮膚をストレッチするには、表情筋を動かせばよいのです。口を大きく開いたり、突き出したまま一〇秒間保持します（図5）。口のまわりや頬の皮膚をストレッチできます。

皮膚はストレッチで伸ばす運動を行うと、張りを持たせることができます。

さっそうと歩くためのストレッチ

年をとるにつれて体の中でもっとも柔軟性を失うのが、ふくらはぎにある腓腹筋《ひふくきん》です。腓腹筋が硬くなると、足首の関節の動きが小さくなります。そうすると、歩くときにキックが十分にできなくなり、歩幅の狭い年寄りのような歩き方になります。

腓腹筋の柔軟性を衰えさせないようにすれば、歩くときに足の指先で力強く地面を蹴ることができ、若々しいさっそうとした歩き方ができます。

腓腹筋の柔軟性をよくするためには、図6のようなストレッチをしましょう。

片方の脚を前に大きく出します。その脚の膝を曲げます。もう片方の脚の膝は伸ばしたままにします。両方の足裏全体をしっかりと床につけたまま、うしろにある脚のふくらはぎの部分をよく伸ばします。痛みを感じない程度まで筋肉を伸ばし、一〇～二〇秒間、その姿勢を保持します。脚を入れ替えて、左右それぞれ三～五回ストレッチします。

図６　ふくらはぎのストレッチ

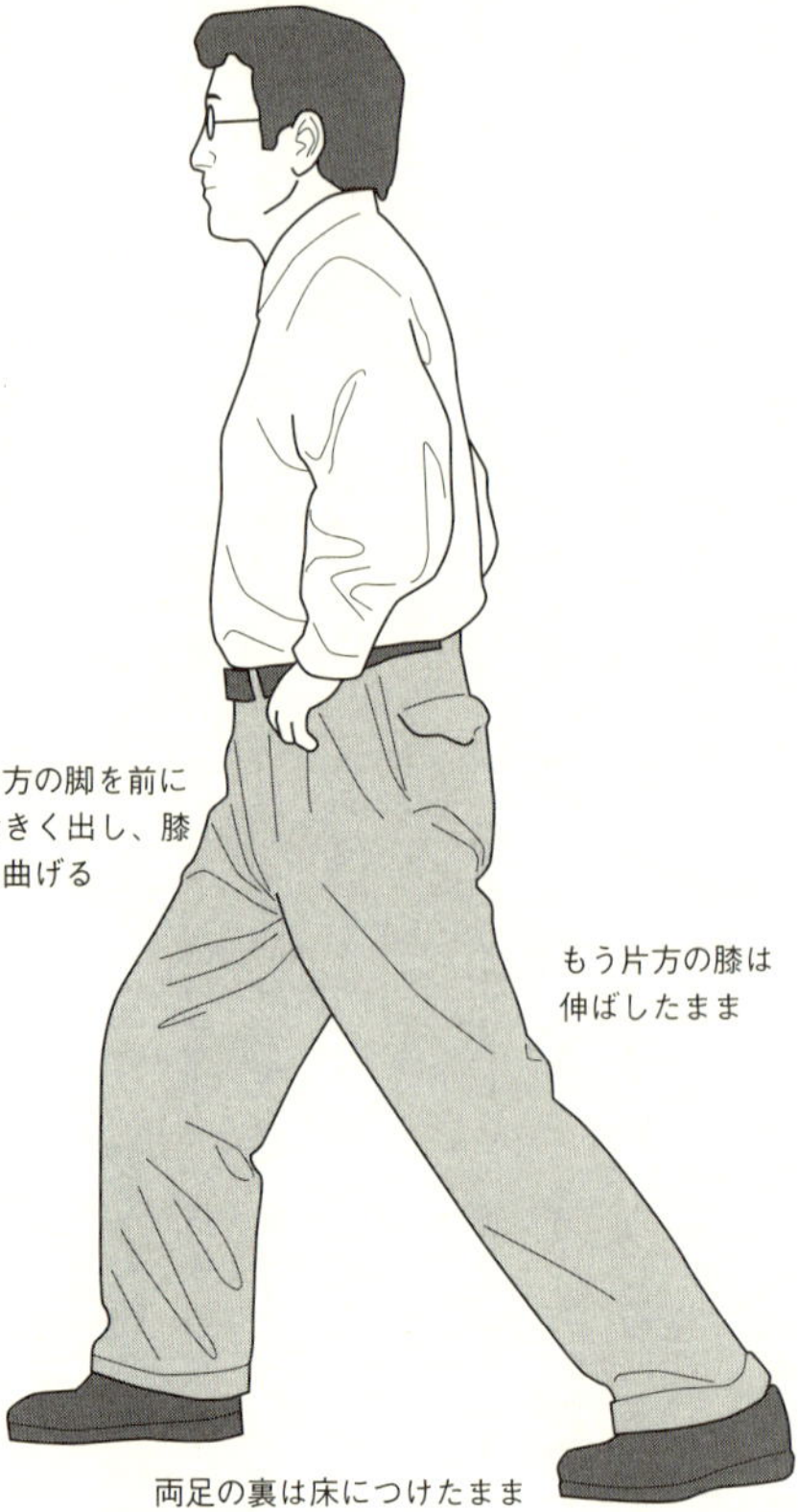
片方の脚を前に
大きく出し、膝
を曲げる
もう片方の膝は
伸ばしたまま
両足の裏は床につけたまま

うしろ脚のふくらはぎを、痛みが感じられない程度まで伸ばし、10～20秒間保持。脚を入れ替え、それぞれ３～５回繰り返す。

ふくらはぎの腓腹筋が柔らかくなると、中年以降に起こりやすい転倒事故の予防にもなります。

年老いてくると物の考え方も硬直しがちです。これと同じで、体も年をとると硬くなってきます。みずみずしくてしなやかな体は、若さを生み出す力を与えてくれます。老いないためには、心も体も柔らかいことが必要です。

5　敏捷性をつける

若さの鍵は「白身」にあり

魚のお刺身は、赤身と白身に分けられます。

赤身は、マグロのような赤身魚からとります。赤身魚は、水中で長い時間ジッと動かないでいると死んでしまうそうです。たえず泳ぎ続けないと生きていけないのです。そのために、赤身魚はスタミナのある体をつくってきました。筋肉もすぐれた持久力を発揮できるように進化させてきました。赤身は持久力に富んだ筋肉です。

一方、白身はヒラメのような白身魚からとります。白身魚は、ふだんは比較的ジッとしているのに、目の前にエサが来ると素早く動いて捕まえます。白身魚は素早く動くように進化したのです。白身は素早さに富んだ筋肉です。

今、赤身とか白身といいましたが、これは見た目の色からつけた名前です。赤身は、ミオグロビンという赤色をした色素が多く含まれているので、赤く見えます。白身は、色素がほとんどないので白っぽく見えるのです。

運動生理学の世界では、赤身のことを赤筋《せっきん》、あるいは収縮がゆっくりしているので遅筋と呼んでいます。白身は白筋《はっきん》、あるいは収縮が素早いので速筋と呼んでいます。

魚の筋肉は、魚の種類によって赤身と白身がはっきり分かれています。でも、私たち人間の筋肉では赤身と白身がきっちりと分けられているわけではありません。体中にあるどの筋肉にも、赤身と白身が入り混じっています。

一つの筋肉の中に赤身と白身が混在していることは、すべての人に共通しています。しかし、赤身と白身の割合は人によって異なります。赤身の割合が多い人、逆に白身の割合が多い人、赤身と白身の割合が半々の人と、三つのタイプに分かれます。

世界一流のスポーツ選手として活躍している人たちは、赤身と白身の割合に合ったスポーツを選んでいます。赤身の割合が多い高橋尚子選手や野口みずき選手は、持久力が必要なマラソンを選んだからこそ金メダルをとることができたのです。白身の割合が多いイチロー選手や松井秀喜選手は、素早さが要求される野球を選んだから大リーグで活躍できるのです。

赤身と白身がもっともよく働くのは、二〇歳代です。それ以降は、年とともに衰えていきます。しかし、その衰え方は赤身と白身では異なります。

赤身は年をとっても、衰えはゆるやかです。だから、七〇歳をすぎても散歩やショッピングで長い時間歩けるのです。ところが、白身は三〇歳をすぎると一気に衰えます。この白身の衰えが、若さを失わさせるのです。

白身が衰えると、体を素早く動かすことができなくなってきます。そうなると、老化現象としてもっとも起こりやすい転倒事故にあいやすくなります。

出っ張りにつまずいたり階段を踏みはずしたとき、脚を素早く出せれば姿勢を立て直して、転ぶことを防ぐことができます。しかし、白身が衰えていて脚を素早く出せないと、簡単に転んでしまうのです。

白身が衰えると、歩く姿も老けてきます。歩幅が狭くなり、歩くスピードも遅くなります。キビキビした若々しいウォーキングフォームがとれなくなってしまうのです。これでは、年よりも老けて見られてしまいます。

脚の白身を鍛えてキビキビ歩こう

白身は腕、脚、胴体といった全身の筋肉の中に存在しています。老化や運動不足によって白身が衰えるのは、全身に分布している白身に共通した特徴です。しかし、白身の衰え

図７　椅子に座って行う高速ステップ

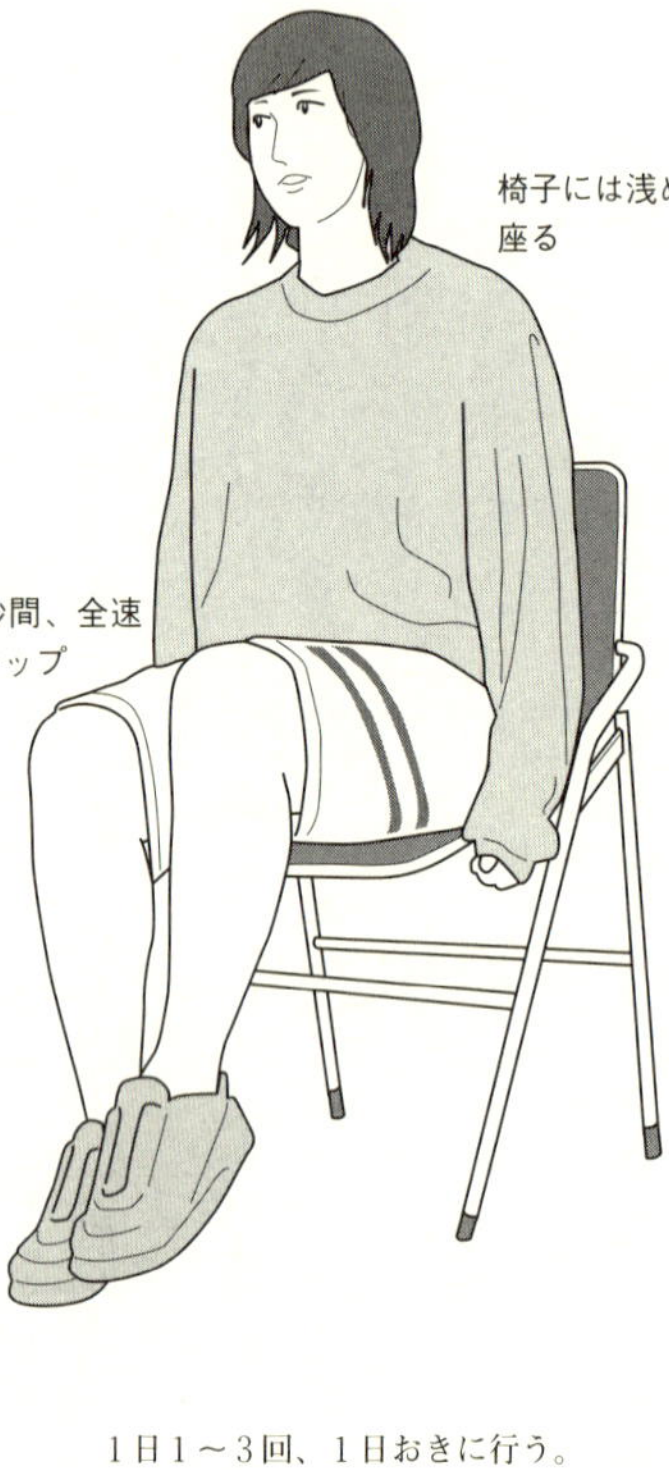
椅子には浅めに
座る
３～５秒間、全速
力でステップ

１日１～３回、１日おきに行う。

方は体の部分によって異なっています。もっとも老化しやすいのは、脚の筋肉の中にある白身です。

老いない体をつくるためには、老化や運動不足によって衰えやすい脚の筋肉の中にある白身を鍛えておくことが欠かせません。

脚の筋肉の中にある白身を衰えさせないためには、椅子に座って行う高速ステップを行ってみましょう（図7）。

椅子に浅めに座ります。椅子に座ったまま、両脚を交互に動かして、全速力でステップをします。ステップする時間は三〜五秒間でよいでしょう。

白身は疲れやすい筋肉なので、運動する時間を長くしすぎると疲労で動かなくなります。集中力も低下します。白身を鍛えるには、疲労していない状態で集中して行うことが必要です。

椅子に座って行う高速ステップは、一日一〜三回、一日おきに行ってください。

「もう年だから、いくら運動しても効果など期待できない」という人がいます。これは間違いです。何歳であろうとも、目的に合った適切な運動を続ければ、必ず運動の効果は現れてきます。年齢を理由にしないで、何歳であっても素早く動くための白身を鍛えて、若い体をとり戻そうではありませんか。

II

物忘れしない脳をつくる

ボケないための一〇カ条

年をとるにつれて、物忘れの回数が増えてきます。若いころは、とくに記憶しておこうと思わなくても物忘れをすることなどめったに起こりません。ところが、中年をすぎると、若いころには経験もしなかった物忘れが起きてきます。

あなたも、次のような経験をしたことがあるかもしれません。

仕事の途中で必要な書類を調べることになり、その書類を探すために書庫に行った。ところが、書庫に着いたとたん何しに来たのかとんと思い出せない。いったい自分は何のために書庫に来たのか。一所懸命思い出そうとするのだが、どうしてもわからない。結局、思い出すのをあきらめて自分の席へと戻る。しばらく別の仕事をしていると、必要な書類を調べるために書庫に行ったことをふと思い出す。こんな物忘れの経験はありませんか。

あるいは、テレビで懐かしいタレントが出演しているのを見たとき、顔はよく覚えているのに名前がなかなか思い出せない。こういった物忘れは、中年をすぎた人がよく経験することです。そのタレントの名前が完全に記憶から消えているのではありません。単に思い出せないのです。しばらくして、そのタレントの名前が不意に頭に浮かび上がってくるのです。

こういった物忘れが起こってくると、たいていの人は年とったという気持ちが強くなります。人間は、自分で年とったと感じると、暗示にかかったように本当に年老いてきます。老いないためには、いつまでも若いという気持ちを持ち続けないといけません。

物忘れには健忘とボケがあります。健忘とは、年相応に起こってくる単なる物忘れです。脳の病気で起こる物忘れではありません。これは、ある年をすぎれば自然に起こるものです。そんなに深刻になる必要はありません。逆に、少しくらいの物忘れは当然起こるものと気楽につき合うことが若さを保つためにはたいせつです。

しかし、ボケは困ります。ボケは、脳の神経細胞が衰えることが原因で起こります。ボケると、日常の自立した生活ができなくなってしまいます。老いないためには、ボケない努力が必要です。

ボケは、正式には老人性認知症（痴呆症）といいます。その患者は、二〇〇〇年には一五〇万人に達しました。厚生労働省は、二〇二五年に日本の痴呆症の患者が三〇〇万人になると予測しています。自分は大丈夫と安心はできません。

ボケると、食事がすんだばかりなのに、まだ食べていないといい出したり、今どこにいるのかを答えられなくなったりします。ボケが進行すると、身内の人の顔と名前が一致しなくなって、誰だかわからなくなってきます。さらに症状が進むと、食事や排便を自分でコントロールできなくなり、完全介護が必要になります。

老いないためには、ボケないことです。ボケを予防する方法として、財団法人ぼけ予防協会は次の一〇カ条を守ることを勧めています。
①塩分と動物性脂肪を控えたバランスのよい食事を。
②適度に運動を行い足腰を丈夫に。
③深酒とタバコはやめて規則正しい生活を。
④生活習慣病（高血圧症、肥満など）の予防・早期発見・治療を。
⑤転倒に気をつけよう、頭の打撲はボケを招く。
⑥興味と好奇心を持つように。
⑦考えをまとめて表現する習慣を。
⑧こまやかな気配りをしたよいつき合いを。
⑨いつも若々しいおしゃれ心を忘れずに。
⑩くよくよしないで明るい気分で生活を。
ボケは、生活習慣病といってもよいでしょう。日々の生活習慣が悪いと脳は萎縮して働きが悪くなり、ボケが起こってきます。ボケないためには、ボケ予防の一〇カ条と正しい生活習慣を守ることです。

正しい生活習慣で予防できるのは、脳血管障害型ボケ（痴呆症）です。これは、脳梗塞などで脳の血管が詰まったり破裂したことが原因で起こります。したがって、ボケの原因となる脳梗塞を予防すればよいのです。脳梗塞は、正しい生活習慣を守ることでかなり予防できます。

しかし、もう一つのボケのタイプであるアルツハイマー型ボケ（痴呆症）の効果的な治療方法はまだ発見されていません。だからといって、あきらめてはいけません。こちらのタイプのボケも、脳の衰えが原因です。脳にとって悪いことはとにかく避けることです。直接の効果があるかどうかは不明ですが、先ほどあげたボケを予防する一〇カ条を守ることが、アルツハイマー型ボケを予防するのに効果があると考えてもよいでしょう。

あなたの物忘れは「健忘」か「ボケ」か

五〇歳をすぎると、映画や歌の題名、俳優や歌手の名前といった固有名詞をとっさに思い出せなくて、情けない気持ちになることがしばしばあります。

固有名詞が思い出せないので、場をとりつくろうために「あの人の、あの歌はいいね」と代名詞を使って表現することが増えます。こうなると、「年とって記憶力が落ちたなあ」と実感することになります。

ところで、名前などの固有名詞が思い出せないのは、年をとるにつれて起こるふつうのことです。年相応の物忘れといってもよいでしょう。この場合には、完全に記憶から消えているわけではないので、何かの拍子にフッと思い出します。病的な物忘れではありません。そこで、こういった単なる物忘れを健忘といいます。

物忘れにはもう一つあります。病的な物忘れです。これはボケとか痴呆症と呼ばれます。

健忘とボケは、同じ物忘れでも、その症状には差があります。

健忘は、記憶が完全に消えたわけではありません。とっさに思い出せないだけです。別の機会に思い出すことがあります。それに比べて、ボケは経験自体を完全に忘れてしまいます。

時間や場所の認識にも差が出ます。健忘は今いる場所や現在の日時がわかります。ところが、ボケると今いる場所も現在の日時もわからなくなります。

健忘なら計算することができますが、ボケると計算ができなくなります。

健忘の人は、新しいことを覚えられる学習能力があります。しかし、ボケた人は新しいことが覚えられなくなります。

健忘はあまり進行しませんが、ボケは症状が進んでさらに悪化していきます。

須田都三男氏（出版健保・健康管理センター院長）は、ボケの危険シグナルを紹介しています。
①同じことをいったり聞いたりする。
②置き忘れやしまい忘れが目立つ。
③ガスや水道の栓の締め忘れが目立つ。
④日課をしなくなった、だらしがなくなった。
⑤時間や場所がわからなくなった。
⑥食べたことを忘れる、人の顔を忘れる。
⑦判断ができない、計算ができない。
こういった状態に自覚があれば、すぐに病院で診察を受けることをお勧めします。アルツハイマー型ボケは、現在のところ完治する治療法は見つかっていません。しかし、少しでも早く治療を始めて進行を遅らせることはできそうです。

あなたの物忘れが健忘ならば、それほど深刻にならないで、年とったことによって起こる物忘れと仲よくつき合うことです。

高齢社会になってから老化に抵抗しようと「アンチ・エイジング」を目指す人がいます。それも大事でしょうが「エンジョイ・エイジング」、すなわち老化を楽しむ気持ちも、老いないために必要な気がします。

年齢より若い人は、たいてい楽観的です。物ごとの悪い面を見ないで、よい面だけを見るようにしています。若さは気の持ちよう。何ごともよい面だけを見るようにすると、ストレスも少なくなり、若さを保つことができます。

生き続けていれば必ず年をとる。年をとれば、どんなに頑張っても老化が起こる。老化に対抗して、絶対老いないようにすることは、不可能です。不老は無理です。しかし、老化を遅らせることはできます。それが、この本のいちばんの狙いです。

中年をすぎたら物忘れが起こるのは、ふつうのことです。年相応の物忘れを気にしすぎてもしかたありません。それよりも、年相応の物忘れと仲よくつき合っていくほうが気楽です。

次は、その方法のいくつかを紹介しましょう。

私の物忘れ補完法

実をいうと、私自身が物忘れをして多くの人に多大な迷惑をかけたことが一度だけあります。

五〇歳ころの出来事でした。ある会社から、講演会の講師依頼を受けました。スケジュールノートで確かめると、依頼を受けた日時はあいていました。そこで、この依頼を受諾することを相手の方に伝えたのです。そして、スケジュールノートの該当する日時に用件を書き込みました。

ところが、講演の当日、今日はとくに何の用もないと勝手に思い込んで、スケジュールノートを見ることを怠ったのです。ちょうど講演会の時間のころ、家族と一緒にショッピングをしていたのです。

翌日、講演を依頼してくださった会社から電話を受け、講演会をスポイルしたことを知ったのです。さっそく出向き、心からの謝罪をしました。当日予約された会場費用などを弁償しました。関係者の方たちには、本当に多大な迷惑をかけてしまいました。

それ以来、約束したことは必ず守ることを私自身にいい聞かせ、そのように実行しています。その方法は、多くの人たちと同じものです。

約束したことをスケジュールノートの該当する日時に書き入れます。そして、そのスケジュールノートを一日に何回も見て、スケジュールを確かめます。終了した内容は、赤マーカーで塗ります。

また、私のスケジュールをコピーして、それを自宅の冷蔵庫の扉に貼っておくようにしました。家内に私のスケジュールを知ってもらうためです。家内が私のスケジュールを知っていれば、万が一の場合にも忘れないですむかもしれないと考えたからです。

幸いにも、家内からいわれて思い出すということはこれまでありません。でも、この方法は家内からは好評です。私のスケジュールが事前にわかるので、彼女自身のスケジュールが立てやすくなったからだそうです。

スケジュールノートには必要最低限度のことしか書き入れてありません。詳しい内容は、コンピュータのスケジュールに入力しています。必要な内容はプリントアウトして、スケジュールノートにはさんでおきます。

会議などで必要な書類も、スケジュールノートにはさんでいます。最近の書類はA4サイズがほとんど。私のスケジュールノートはA5サイズのバインダー方式のものです。A4サイズの書類を二つに折ればA5サイズになります。二つ折りした書類の端をパンチで穴を開け、それをスケジュールノートにとめているのです。

スケジュール、それに関する書類はスケジュールノート一冊にまとめています。こうすれば、資料をどこにしまったのかを忘れないですみます。紛失を防ぐこともできます。しかも必要なときにすぐにとり出せます。

私のスケジュールノートはファスナーで閉じるようになっています。たいせつな資料などが落ちないようにするためです。

どこへ行くときもこのスケジュールノートを携帯し、頻繁にスケジュールを確かめるようになってから、物忘れによって他人に迷惑をかけることはなくなりました。

年をとれば、それに応じて記憶力も衰えていきます。その衰えを補うために、約束事は必ず記録し、その記録を携帯し、一日に何回も確かめる習慣を守ることです。そして、約束が完了したものに印をつけ、確実に終わったことを視覚を通してわかるようにします。こうすれば、物忘れはかなり防ぐことができます。

書類などの紙資料は基本的にすべて、スキャナーで読み込み、パソコンのハードディスクに月別に保存しています。こうしておけば、書類をどこに置いたのか覚えておく必要がありません。あとで必要になったときに検索して探し出すことも簡単にできます。しかも、省スペースに役立ちます。

携帯できる軽量小型のハードディスクに資料を保存しておけば、多くの資料を携帯でき、パソコンにつなげばどこででも必要な書類をモニターで見ることができます。記憶のための第二の脳として、私はパソコンと携帯型ハードディスクを大いに活用しています。

人間にとっていちばんたいせつなことは

私が小学校から高校にかけての時期に、祖母と祖父があいついで脳梗塞で倒れました。二人とも、話はできるし、片方の手は動かせますが、数年間、寝たきりの状態が続きました。残念ながら、祖母も祖父も寝たきりのままこの世を去りました。

寝たきりになった二人と過ごすうちに、人間にとっていちばんたいせつなことは「自分の体を、自分の力で、自分の思い通りに動かすこと」だと感じるようになりました。

幸せな人生を送るには、多少の金もいるでしょうが、何はともあれ思い通りに動く体を持っていることが必要ではないでしょうか。

体を思い通りに動かすためには、脳の働きが重要なのです。脳でどのような運動をしたいのかを計画し、その計画通りに体を動かすことができるように、必要な筋肉へ脳から指令を送ります。いくらたくましい筋肉を持っていても、脳で運動の計画をして指令を送ることができなければ、筋肉を思い通りに動かすことなどできません。

一人でトイレに行って用をすますことができる、一人で食事ができる、一人で服を着たり脱いだりできるといった日常生活動作の自立が、高齢社会を生きる私たちには欠かせないことです。

QOL（クオリティー・オブ・ライフ：生活の質）を維持することは、人間の尊厳を保つためにとても重要なことです。日常生活を他人の力を借りなければ過ごせないということは、人間の尊厳をかなり損なわせます。死ぬまで人間としての尊厳を保つには、日常生活動作の自立が基盤となるのです。

手を使って脳の老化を防止

日常生活動作の自立を保つには、力強い筋肉を維持するだけではなく、筋肉の働きをコントロールする脳を衰えさせないようにすることが欠かせません。そのためには、手をよく使うことが勧められます。

脳の衰えを防ぐには、手を使うことがよいということについては、これまでも経験によって知られていました。書家、画家、演奏家のように手をよく使う人は高齢になっても脳の衰えがほとんど見られない。そんなことから、手を使うことは脳にとってよいと考えられています。

手を使うことが脳にとってよいというのは、何も経験上のことだけではありません。科学的にも明らかなことです。そのことを最初に見つけたのがアメリカの脳外科医であったペンフィールド博士です。

彼は、脳のいろいろな部分を刺激してどのような反応が起こるかを調べました。その結果、脳は部分によって役割が決まっていることがわかったのです。たとえば、ある部分は言葉を操るために働き、別の部分は手足を動かすために働いているのです。これを「脳の機能局在」といいます。

図８　ペンフィールドの図

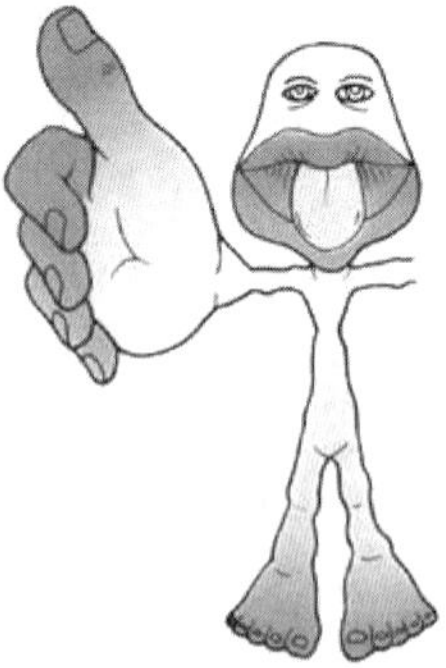

（出典：堺章『目でみるからだのメカニズム』医学書院）

ペンフィールド博士は、脳の機能局在を研究した結果、図8のような奇妙な人間の絵を発表しました。体の大きさがアンバランスに描かれているのです。異様に大きく描かれているのは、手や足の指と口です。とくに手の指はとても大きく描かれています。

なぜこんなアンバランスな人間を描いたのかというと、体の各部分と脳との結びつきの密度を表すためなのです。大きく描かれている部分は、脳との結びつきが密であることを表しています。

運動をコントロールする運動野のおよそ八〇パーセントは手と神経を介してつながっているそうです。ということは、手をよく使えばそれだけ脳のたくさんの部分を刺激することになるのです。

指をよく使う人たちに脳の衰えがあまり起こらないのは、手を使うことによって脳の広い部分を刺激しているからです。

手をよく使う→脳を刺激する→脳の老化が予防できる。この流れから考えると、しばらく前では当たり前だった「手仕事」が脳の老化予防に役立つことを再確認しないといけません。

何でも機械まかせにするのではなく、裁縫、手芸、工作といった作業を手を使って行うことが、脳を衰えさせないために必要です。

新しい刺激が脳の老化を防ぐ

人間の体をつくっている基本は細胞です。およそ五〇兆個の細胞が寄り集まって、人間の体はできています。脳も細胞が集まってできているのです。

脳をつくっている細胞は、グリア細胞と神経細胞に分けられます。

グリア細胞は、神経細胞を保護する役割を担っています。さらに、脳が傷害を受けたときそれを修復したり清掃する働きもあります。要するに、グリア細胞は神経細胞を守り、神経細胞が十分に役割を果たすように補助しているのです。

神経細胞は、脳をつくっている細胞の主役です。これはニューロンとも呼ばれています。

神経細胞の役割は、目、鼻、皮膚といった感覚器から入ってきた情報を受けとり、それを他の神経細胞に次々と伝えていくことです。

それだけではありません。自ら情報を処理する働きもしています。すなわち、情報の受信、送信、処理という脳によっていちばん重要な仕事をしているのが神経細胞です。

神経細胞は、体の他の臓器の細胞とは異なった面を持っています。それは、神経細胞は一度数が決まったら増えないということです。

体の他の部分の細胞は、分裂して増えることができます。たとえば、傷口が治ってふさがるのはこの部分の細胞が増えるからです。

ところが、成人の脳の細胞は数が減ることはあっても増えることはありません。だから、事故などでダメージを受けて神経細胞の一部が死ぬと、その部分の機能は低下してしまうのです。体の中でもとくに守らないといけないのは脳であるといわれるのは、このためなのです。

老化によって神経細胞の減少が著しく起こるのは、大脳と小脳です。知的な働きの中心である大脳と、運動の調節の中心である小脳がとくに衰えやすいのです。いいかえると、年をとるにつれてもっとも障害を受けやすい脳の働きは、知的機能と運動機能なのです。どちらも、自立した生活を送る上で欠かせないものです。

脳の細胞は減る一方で増えることはありません。しかし、細胞同士を結ぶネットワークは年をとっても増やすことができます。脳は死ぬまで発達するのです。

脳のネットワークを増やすということは、脳の老化を予防することにつながります。細胞の数は減っても、細胞同士の連絡網が発達すれば脳の働きはよくなるからです。

　脳の細胞のネットワークを発達させるには、新しい刺激を脳へ送ることが効果的だといわれています。慣れた生活に満足しているだけだと、新鮮な刺激を脳へ伝えることができず、脳の衰えにつながります。

「新しいもの好き」という言葉には、やや軽蔑の意味が含まれています。でも、脳の老化を予防するためには新しいもの好きがよいのです。

　日用雑貨、文房具、飲食物、映画など、とにかく新しいものに関心を持つことが脳への新鮮な刺激となります。毎日行き慣れた道をはずれて、知らない道を通るのもよいでしょう。勉強したこともない外国語に挑戦してもよいでしょう。とにかく、新しい刺激を脳に与えることを心がけるのです。

　年をとってくると、新しいものにチャレンジする気持ちを持てなくなる人がいます。慣れた生活にどっぷりつかることに満足しています。こういった生き方もありますが、脳にとっては必ずしもよいとはいえません。

　そういう意味では旅行もいいですね。見知らぬ場所を訪ね、知らない人に出会ったり、見たこともない風景を眺めたり、その土地の食材を食べるのも、脳を衰えさせない予防策となります。

　毎日の生活の中でも、レストランやカフェも、行き慣れたお店だけに行くのではなく、ときには初めてのお店に入るのもいいですね。

脳の老化予防のためには、チャレンジ精神や冒険心を持って、新鮮な刺激を受けるように心がけることが肝心なのです。

III

よく見える目をつくる

目の仕組み

私たちが安全に生命活動を行うためには、体の内外で起こる変化や異常を素早く感じとることが必要です。その役割を果たしているのが「五感」です。五感とは、視覚、聴覚、臭覚、味覚、触覚のことです。

この中で視覚は、外界から体内に入ってくる情報の八〇パーセントを受け持っているといわれています。外界の情報のほとんどは視覚からとり入れているのです。

見えない、聞こえない、話せないの三重苦を持ちながら、世界中の人たちに生きる力を与え続けてくれたヘレン・ケラー女史は、物を見ることができる視覚がいちばん欲しかったと述べています。自立して生きるためには、視覚がとても大事なのです。

視覚の中心的役割を果たしているのは、眼球です。人間の眼球の直径は一〇円硬貨と同じ二三ミリ、重さは五〇〇円硬貨と同じ七・二グラムほど。この軽量小型の感覚器が、外界からの情報のほとんどをとり入れているのです。

眼球は、物を見るために必要な装置を数々備えています。水晶体（レンズ）、毛様体、網膜などです。

水晶体は、無色透明で弾力性のあるレンズのような凸形をしています。水晶体の形は固定しているのではありません。近くの物を見るときには、水晶体のふくらみは厚くなり、レンズの角度を大きくして光の屈折率を大きくします。逆に、遠くの物を見るときには水晶体のふくらみは薄くなり、光の屈折率を小さくします。

このように水晶体の厚みを変えさせるのが毛様体です。毛様体は水晶体についている筋肉です。この筋肉の緊張と弛緩によって、水晶体のふくらみを調節しているのです。

水晶体を通して目に入ってきた光は、目のいちばん奥にある網膜に到達し、光の刺激を神経の信号に変えます。

網膜はこの他にも、明暗を感じる感覚、赤や緑や青などの色を感じる色覚などの働きもしています。

眼球の働きを助けたり保護する副眼器も、視覚のために重要な働きをしています。副眼器は、まぶた、結膜、眼筋、涙腺などです。

まぶたは、眼球の前にある皮膚のひだです。眼球を保護したり、光が目に入るのを遮断してくれます。

結膜は、まぶたの裏面から眼球の表面をおおっている粘膜です。結膜の主な役割は、まぶたの運動を滑らかにすることです。

眼筋は、眼球についている六つの筋肉です。これらの筋肉の働きによって、眼球を見たい方向へ動かすことができるのです。

涙腺は涙を分泌し、眼球の表面の乾燥を防いでくれます。

このように、眼球と副眼器の働きによって、私たちは物をはっきりと見ることができるのです。

目を守る涙を出すには

よく見える目をつくるには、涙が必要です。

涙のもとは血液で、成分もほぼ同じです。涙が無色透明なのは、血液が毛細血管から涙腺にとり込まれるとき、赤い色素は通り抜けることができないからです。

涙は血液と同じような成分でできているといいましたが、大部分は水です。タンパク質、糖、塩分などの固形分は、わずかに二パーセントほど含まれているだけです。

涙は、悲しいときや悔しいときだけ流れるためにあるのではありません。目を健康な状態に保つためにも、役立っているのです。

涙の分泌量は一日に一ミリリットルほどと、とても少量です。わずかな量しか分泌されませんが、涙にはとても重要な役割があります。

涙は、弱アルカリ性で、リゾチームなどの殺菌成分を含んでいます。涙には殺菌作用があるのです。この作用によって眼球の表面の清潔が保たれます。

殺菌効果が弱くなると結膜炎などの眼球の炎症を起こし、物をよく見ることができなくなります。

涙には、異物を流し出す働きがあります。異物が入ったままだと、眼球の表面に小さな傷をつくることがあります。小さな傷は光の屈折率を変えて、物を見づらくします。砂ぼこりのような異物が眼球の表面についたら、すぐに洗い流さないといけません。

涙は、眼球の表面を潤します。涙の量が減ると、目の表面は乾いてきます。ドライアイです。目の表面が乾燥すると、目がごろごろする、目が痛い、目がかゆい、物がかすんで見えるといった症状が現れます。

よく見える目をつくるには、涙が必要だということがわかっていただけたと思います。目をよい状態に保つには、涙を分泌しないといけません。

涙を出すためにお勧めの方法は、まばたき運動です。目を覚ましているときは、まばたきをするたびに涙が分泌されています。この仕組みを利用して、涙を出すのです。

涙を出すためのまばたき運動は、次のように行ってみましょう（図9）。

①コンタクトレンズを着用している人は、はずします。

②まぶたを思いっきり閉じます。五秒間閉じたまま。

図9　涙を出すためのまばたき運動

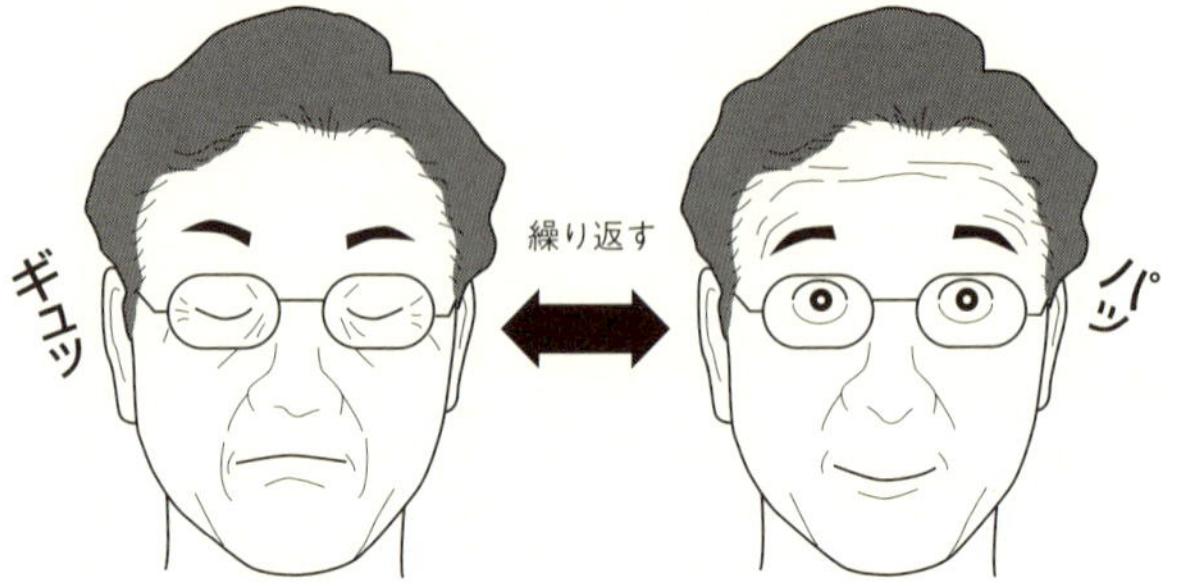

まぶたを思いっきり閉じて5秒間保持。次に目を思いっきり開いて5秒間保持。これを5回繰り返す。

③目を思いっきり開きます。五秒間開きっぱなし。

④②と③を五回繰り返します。

まばたき運動の効果を高めるには、運動のあと、温かいタオルで目をおおうとよいでしょう。血行がよくなり、涙の分泌が促進されます。

せっかく分泌した涙をすぐに乾燥させたのでは、効果は減少します。涙で潤った目の表面が乾燥しないように注意することも忘れてはいけません。

コンピュータや携帯電話のモニターを見つめている人の目を観察してください。ほとんどまばたきをしていないことに気づくはずです。これでは、目の表面が空気にさらされたままになり、乾燥してしまいます。

モニターを見っぱなしにしないで、ときどきモニターから目をそらしてまばたき運動を行い、涙を分泌させるようにしましょう。

モニターの位置を目より低くして、まぶたが大きく開かないようにするのも、目の乾燥予防に効果があります。

部屋の乾燥もよくありません。加湿器などによって部屋の湿度を保つようにして、目の乾燥を防ぐこともたいせつです。

ドライアイ保護メガネを利用するのもよいでしょう。フードのついたメガネは、フード内の保湿効果があり、目の乾燥を防いでくれます。

ドライアイ予防のための目薬を点滴するのも、効果があります。目薬を選ぶときは、眼科医などの専門家に相談して決めるようにしましょう。

「目玉キョロキョロ」で視力を保つ

目のいちばん奥に網膜があります。その網膜に像が結ばれて、物を見ることができるのです。ただし、像が結ばれる網膜の場所によって視力は異なります。

網膜の中心にある中心窩《ちゅうしんか》という部分に像が結ばれるとき、視力はもっともよくなります。中心窩から少しでもずれた場所で像が結ばれると視力は顕著に低下します。

私たちが物をはっきり見たいとき、見たい物に目の正面を合わせるのは、もっとも視力がよくなる中心窩で像を結ぶためなのです。

物がよく見えるためには、とにかく見たい物のほうに目を向けて、目の正面で見ることです。そのためには、目がよく動くとよいのです。

眼球には眼筋という六つの筋肉がついています。これらの筋肉が収縮して、眼球を自由に動かすことができるのです。

眼筋も手足の筋肉と同じで、適度に運動させればよく働きます。しかし、運動不足になるとその働きは悪くなります。

野球のようにボールを使うスポーツの世界では、眼筋を鍛える運動をとり入れている選手が多くいます。スポーツビジョントレーニングと呼ばれるものです。眼球を素早く動かすトレーニングを行うことによって、ボールを目の中心で見られるようにしているのです。眼筋のトレーニングは、スポーツ選手だけではなく、一般の人たちも行う必要があります。その理由は、転倒や交通事故などの事故防止のためです。

高齢社会を迎えた日本では、転倒予防の必要性がつよく訴えられています。転倒した高齢者の多くは脚を骨折し、そのまま寝たきりになってしまうからです。

転倒する原因の一つは、足元にある出っ張りや段差などに気づかないことです。眼球が素早く動いて、転倒の原因になる出っ張りなどをはっきりと見ることができれば、転倒を予防できるはずです。

車の運転中でも同じこと。目が素早く動いて歩行者や障害物を早く見つけることができれば、事故を未然に防ぐことができるはずです。

ところが、最近はテレビやコンピュータのモニターをじっと見ることが多くなり、眼球を動かすことがほとんどなくなってきました。これでは、眼筋は運動不足になってしまいます。

眼筋の運動を行って、目の中心を見たい物へ向けられるようにしておきましょう。

両手の人さし指を三〇センチほど離して、目の前に立てます（図10）。頭を動かさないで、目だけ動かして左指→右指→左指→右指と交互に左右の指を見ます。眼球を左右にキョロキョロと動かす運動です。三〇秒ほど行ってください。最初はゆっくりと、慣れてきたら眼球を動かすスピードを速くします。

次は、両手の人さし指だけ伸ばして上下に三〇センチ離して目の前に置きます（図11）。今度は、頭を動かさないで目を上下にキョロキョロさせる運動です。この運動も三〇秒間行います。最初はゆっくり、しだいに速く目を上下動させます。

本を利用して、眼筋の運動ができます。適当なページを開きます。そして、ひらがなの

図10　眼筋を鍛えて視力を保つ運動・その1

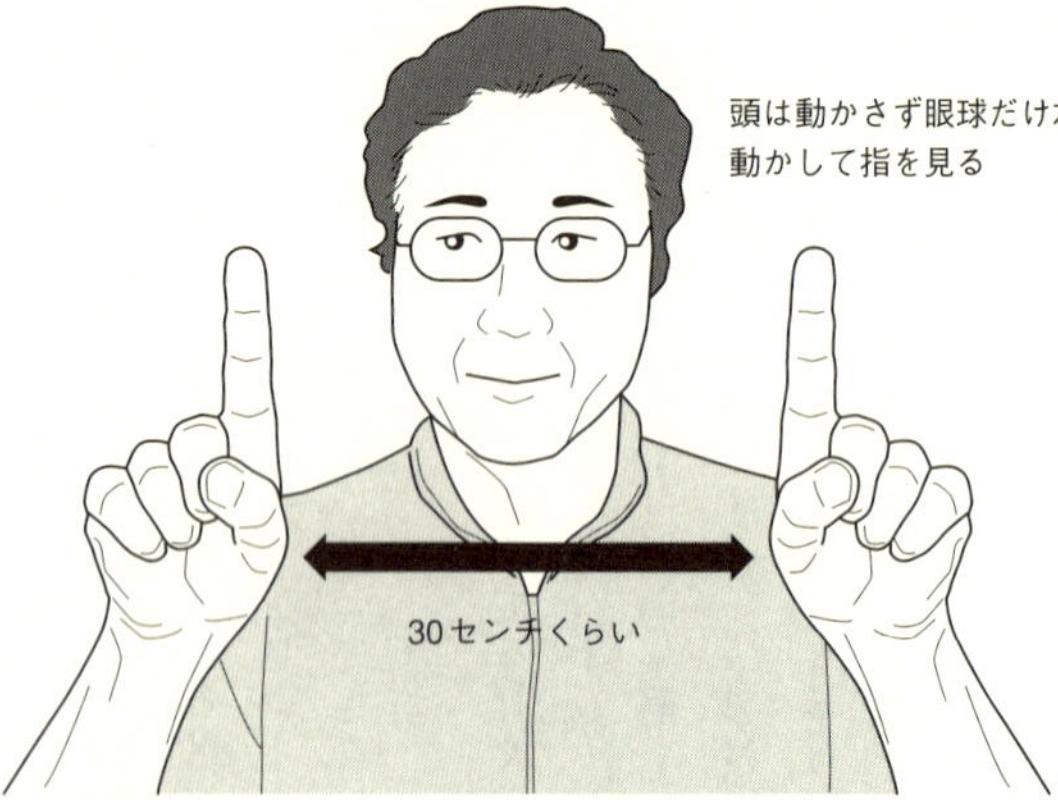
頭は動かさず眼球だけ左右に
動かして指を見る
30センチくらい

図11　眼筋を鍛えて視力を保つ運動・その2

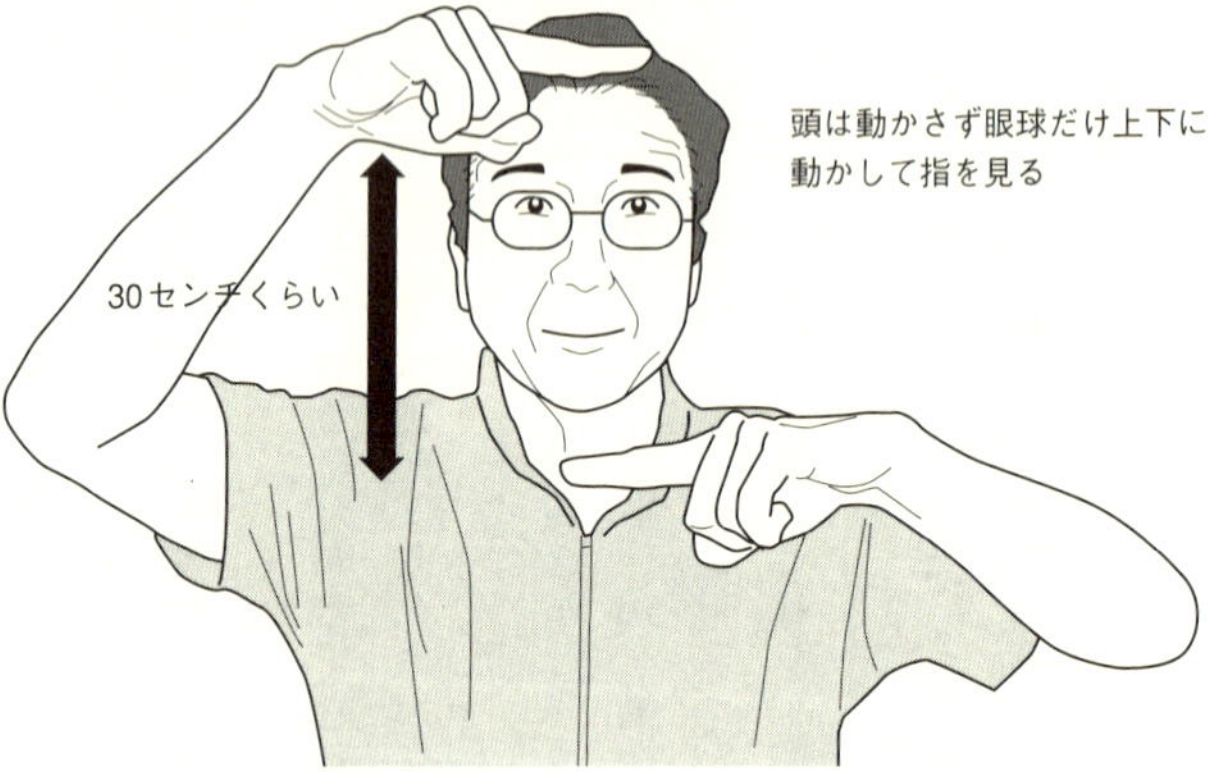

図10・11の運動を各々30秒ほど行う。最初はゆっくりと、慣れてきたら眼球を動かすスピードを速くする。

「を」とか「い」とか、一つの文字を決めたら、その文字をできるだけ早く見つけるのです。決めた文字を見つけるために、目は上下左右にキョロキョロします。これが眼筋の運動になるのです。

パチンコの好きな人は、打ち出されたパチンコの玉を目で追いかければ、眼筋の運動になります。

書店で本を探すときも、頭をできるだけ動かさないで、目だけ動かしてタイトルを追いかけてみましょう。

目を動かす筋肉だってトレーニングが必要なのです。しかし、目の筋肉トレーニングはバーベルのような重量物を利用して行うのではありません。眼球だけを動かす運動でよいのです。

ボールペンで老眼予防

「老化は目から」といわれますが、だいたい四〇歳代半ばころから遠近調節が衰えてきます。

新聞や雑誌の活字など、近くの物が見えにくくなってきます。老眼といわれる症状です。あるいは、遠くの物を見ていて近くの物を見ると、焦点が合うまでに時間がかかるようになってきます。逆に近くの物を見ていて遠くの物を見ると、同じようにピントが合うまでに時間がかかるようになります。

目の老化が始まると、近くの物を見るためにピントを合わせるまでにかかる時間は約一秒、遠くの物を見るためにピントを合わせるまでにかかる時間は〇・六秒ほどかかるようになってきます。

このように中年すぎから目の遠近調節が悪くなり、物が見えにくくなるのです。この原因は、水晶体と毛様体にあります。

人間の目には、カメラのレンズと同じような働きをする水晶体があります。

水晶体の六五パーセントは水、三五パーセントはタンパク質です。血管や神経はありません。厚さが四~五ミリ、直径が九~一〇ミリ、碁石のような形をしています。

水晶体は弾力性があり、近くの物を見るときは厚みを増し、遠くの物を見るときは厚みを減らします。このように、厚みを調節することによって光の屈折率を変え、近くの物や遠くの物がはっきり見えるのです。

若いころは水晶体の厚みを調節する能力が高いので、苦もなく遠くの物も近くの物もはっきり見ることができます。しかし、四〇歳をすぎてくるとしだいに遠近調節能力が衰えてくるのです。

水晶体の厚みを調節するのは毛様体です。毛様体は水晶体についている筋肉で、この筋肉が弛緩すると水晶体は薄くなり、緊張すると厚くなります。

すべての筋肉は適度に運動させれば能力を維持できますが、運動不足になると衰えるという性質を持っています。それは、毛様体にも当てはまります。

毛様体も筋肉なので、適度な運動を行うことによって、その機能の衰えを遅らせることができます。

毛様体のトレーニングの基本は、近くの物と遠くの物を交互に繰り返し見ることです。近くの物を見るときは毛様体が緊張し、遠くの物を見るときは弛緩します。この緊張と弛緩を反復することが、毛様体のトレーニングになるのです。

バスや電車に乗ったとき、車内広告の文字を読んだり、車窓から見える遠方の景色を見ることを繰り返してみましょう。ただ漠然と見るのではダメ。しっかりとピントを合わせるようにします。最初は、繰り返すテンポはゆっくりと行います。慣れてきたら、遠近を見るリズムを速めていきましょう。ただし、ピントを合わせることを忘れないように。

ボールペンや鉛筆を利用しても毛様体トレーニングができます。

ボールペンまたは鉛筆のペン先側を持って目の前に立てます（図12）。軸に書かれているHとかHBなどの文字を一つ選び、その文字を見ます。ピントを合わせたまま、ボール

図12　毛様体を鍛えて老眼を予防する運動

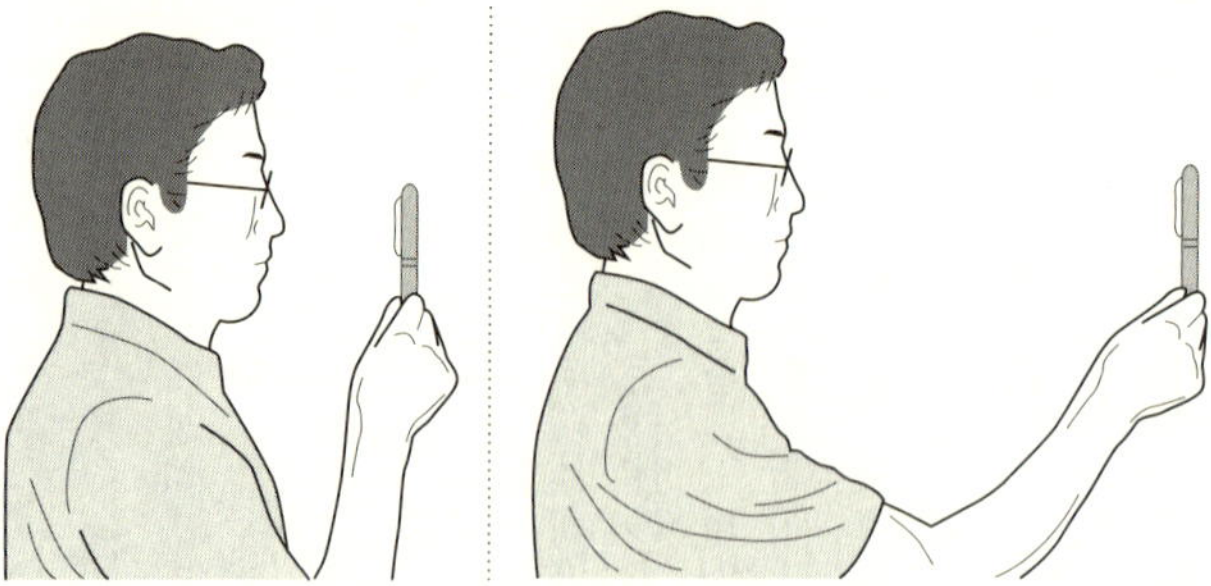

ペンの軸に書かれている文字にピントを合わせたまま、
ペンを目に近づけたり遠ざけたりする。

ペンや鉛筆を目に近づけたり遠ざけたりします。このとき注意することは、ピントをしっかり合わせたままであるということです。

先ほども説明したように、毛様体のトレーニングの基本は近くの物と遠くの物を交互に繰り返し見ることです。こうすることによって毛様体は縮んだり伸びたりを繰り返します。筋肉である毛様体にとっては、収縮と伸展を繰り返すことが十分トレーニングになるのです。

このように毛様体をトレーニングをしても、老眼を完全に防ぐことは難しいでしょう。でも、老眼の開始を遅らせたり、老眼の程度を軽くする効果は期待できます。

動体視力を鍛える

一九九八年から、運転免許更新時に高齢者講習が義務づけられました。高齢者が交通事故を起こす比率が高くなったからです。七五歳以上の人が対象になります。この高齢者講習では、運転適性検査として「動体視力検査」が実施されています。

ふつう私たちが視力検査を受けるときは、静止した記号を見ます。止まっている物を見るだけなら、この視力検査で十分でしょう。しかし、私たちが生きている社会ではそうはいきません。動く物を見る視力も要求されます。

たとえば車を運転しているときは、歩行者が止まっていたとしても、車が動いていれば動いている人を見るのと同じことになります。このとき、動いている物がはっきり見えないようでは事故を起こす確率が高くなってしまいます。

静止している物を見る視力を「静止視力」、動いている物を見る視力を「動体視力」と区別しています。物をはっきり見るためには、静止視力だけではなく動体視力の衰えを防ぐことが要求されます。

厳密にいえば動体視力には二つあります。DVA動体視力とKVA動体視力です。

DVA動体視力は、左右に動く物を見る能力です。KVA動体視力は、前方から直線的に近づいてくる物を見る能力です。動体視力の衰えを防ぐには、この二つの動体視力の衰えを予防しないといけません。

左右に動く物を見るDVA動体視力を強化するトレーニングから紹介しましょう。

DVA動体視力は二〇歳ごろがいちばんよくて、それ以降は年をとるにつれて衰えていきます。この衰えを防ぐには、走っているバスや電車の窓から見える看板などの文字を読みとるようにすればよいでしょう。駅のプラットフォームに立っているとき、目の前を通過する電車の車体に記されている車体番号を読みとるのも、DVA動体視力のトレーニングとして勧められます。

接近してくる物を見るKVA動体視力も二〇歳ごろがピークで、四〇歳代半ばすぎから急激に低下します。DVA動体視力よりも、KVA動体視力のほうが老化しやすいのです。運転しているとき歩行者や障害物をしっかり見ることが、KVA動体視力のトレーニングになります。

スポーツをしながらKVA動体視力のトレーニングをすることもできます。野球のキャッチボールをするとき、近づいてくるボールを漠然と見るのではなく、ボールの縫い目を見るようにするのです。テニスをするときも同じこと。接近してくるボールの回転を見るようにします。

動体視力の衰えを防ぐには、テニス、サッカー、卓球といったボールゲームを行うことが効果的です。近づいてくるボールをしっかり見ることを繰り返すことは、動体視力の衰えを防いでくれます。

一般に、年をとるにつれて動く物を見る機会が減ってきます。スポーツが苦手な人は、公園で子どもが揺らしているブランコを見るのもいいでしょう。洗濯機の中で回っている洗濯物を見ることだってよいのです。積極的に動く物を見つめることを、生活の中にとり入れてみましょう。

Ⅳ

好きなものが食べられる体をつくる

栄養素と体

私たちが食事をするのは、基本的に生きるために必要な栄養素を体内にとり入れるためです。人間は、植物のように体の中で栄養素をつくり出すことはできません。たいせつな栄養素は、食物からとらないといけないのです。

栄養素は、大きく分けると四つの働きがあります。

①エネルギー源になる……炭水化物、脂質、タンパク質
②体の組織をつくる……脂質、タンパク質、ミネラル
③体の調子を整える……ミネラル、ビタミン、食物繊維
④有害物質を排出する……食物繊維

このような栄養素の働きを利用して、私たちは生命活動を維持しているのです。どの栄養素が欠けても、健康な体を保つことはできません。老いない体をつくるためにも、必要な栄養素をバランスよくとることがたいせつなのです。

東京都立老人総合研究所が調査したところ、元気で長生きしている高齢者は定期的に運動する習慣があり、バランスのとれた食事をしていることが明らかになりました。当たり前といえばその通りです。しかし、理屈はわかっているが実行できないのが人間の弱さで

す。論より実行力、これが老いない体をつくるために重要なのです。

いろいろな栄養素をバランスよくとる、これが食事の基本です。しかし、老いない体をつくるためには、とくに魚や肉をとるとよいといわれています。

赤身魚や肉には、トリプトファンという必須アミノ酸が豊富に含まれています。トリプトファンはセロトニンの材料です。セロトニンは神経伝達物質で、精神を安定させる効果があります。セロトニンが不足すると、うつ状態や情緒不安定になりやすくなります。

うつ状態や情緒不安定では、若さを保つことはできません。いつも元気で若さを保つには、心が安らかでないといけません。精神的安定を保つためには、赤身魚や肉をとることが必要です。

魚や肉をとることは、免疫力を衰えさせない効果もあります。

免疫力とは自然治癒力のことです。薬などの助けがなくても、体の力で病気を治すことができる能力です。免疫の中心として働いているのが抗体です。この抗体の材料がタンパク質なのです。

年をとるにつれて免疫力が弱くなる一つの原因は、タンパク質摂取が少なくなるからです。年をとってからの免疫力低下は、死に至ることもあります。決しておろそかにできない問題です。タンパク質が不足しないように心がけ、抗体をつくって免疫力を高める、これも老いない体をつくるための重要な条件です。

アミノ酸の一種であるカルニチンは、赤身魚や肉に豊富に含まれています。カルニチンは、体脂肪燃焼を促進する効果があります。

私たちは生きるためにエネルギーが必要です。そのエネルギーをATP（アデノシン三リン酸）といいます。ATPは、ブドウ糖や遊離脂肪酸を材料にして、ミトコンドリアの中でつくられます。ところが、ブドウ糖や遊離脂肪酸は最初からミトコンドリアの中にあるわけではないのです。ミトコンドリアの膜を通して運ばれてくるのです。このとき、ミトコンドリアの膜を通りやすくするのがカルニチンです。

すなわち、赤身魚や肉に豊富に含まれているカルニチンは、ブドウ糖や遊離脂肪酸の燃焼をよくする働きがあります。ブドウ糖や遊離脂肪酸がたくさん燃えれば、体脂肪を減らすことになります。

体脂肪が多い体は、生活習慣病などの病気にかかりやすくなったり、たるんできます。決して若々しい体とはいえません。老いない体をつくるには、体脂肪の量を増やしすぎないことです。このとき、赤身魚や肉が効果をもたらすのです。

年をとるにつれて肉類を避け、さっぱりした食事をとる傾向が強くなります。でも、老いない体をつくるには魚や肉をとらないといけません。

元気で長生きしている人たちは、ご飯よりおかずを好むようですが、これによってタンパク質摂取を減らさないようにしているのでしょう。

年をとってきたら意識的にタンパク質をとるようにする、これが老いない体をつくるための食事法です。

かむ力を鍛えて若い脳を保つ

植物の葉は緑色をしています。緑色の色素を含んだ葉緑体が豊富にあるからです。葉緑体は、太陽光のエネルギーを利用して、根から吸い上げた水分と空気中の二酸化炭素を反応させてでんぷんなどの栄養をつくります。植物が太陽光を利用して栄養をつくる過程を「光合成」といいます。

植物は生きるために必要な栄養を、自分の体の中でつくることができます。ところが、人間はそうはいきません。人間の体の中で栄養をつくることはできないのです。人間は、生命を維持するために必要な栄養を食物として外からとり入れないといけません。私たちが毎日、食事をするのはそのためです。

人間は体にとって必要な栄養を外からとり入れますが、そのとり入れ方がたいせつなのです。どんな方法でもよいから栄養を体の中に入れればよいというわけではありません。

口から栄養をとれなくなった患者の胃に穴を開けて、栄養を直接胃に入れると、その患者は栄養を受けとって生きることはできます。しかし、脳の機能は著しく低下し始めるそうです。

同様のことはラットを使った実験でも明らかにされています。食物をかむときもっとも重要な臼歯を切除します。そうすると、臼歯を切除されたラットはよくかむことができなくなり、神経細胞が減っていくのです。

食物を自分の歯でかむことが、脳の機能を衰えさせないために必要なのです。

口に入れた食物をかむとき、あごの横についている咀嚼筋《そしゃくきん》という筋肉を動かします。これが若々しい脳を保つために重要な役割をしているのです。

耳の少し前の下あごのあたりに指を当てて、かむ動作をしてください。そのとき、硬くなる筋肉を感じとることができます。それが咀嚼筋です。

これまでの研究から、咀嚼筋を使うと脳の血流の増えることが明らかにされています。脳細胞が衰えないためには、酸素と栄養（とくにブドウ糖）が必要です。この酸素と栄養を脳へ送るのが血液です。咀嚼筋を使って血流が増えると、脳は酸素と栄養を十分に受けとることができます。

咀嚼筋は、神経によって脳と密につながっています。咀嚼筋を活動させると、咀嚼筋から脳へ刺激が送られます。その刺激が、脳を活性化させ、脳の衰えを予防するのです。「よくかめ」といわれますが、それは食物の消化吸収を助けるためだけではありません。脳の衰えを防いで、若々しい脳を保つためにも必要なことです。

ところが、最近の食品は柔らかくつくられている物が多くて、しっかりかむ必要がないようになっています。

かむ回数の変遷を調べた結果が報告されています。それによると、食品を柔らかくする調理法がまれであった弥生時代の人は、一日に四〇〇〇回もかんでいたそうです。それに比べると、現代人のかむ回数は六〇〇回程度。弥生時代の人たちの七分の一しかかんでいないのです。

現代人のかむ回数が著しく少なくなった理由の一つは、しっかりかむことを必要としない柔らかい食品が普及したことです。

柔らかい食品は食べやすいかもしれませんが、脳の老化予防という面から見れば決して勧められるものではありません。

かみごたえのない食品ばかりを食べている人の咀嚼筋は衰えています。そのために、硬い物が食べにくくなり、柔らかな食品を選ぶようになります。そして、脳への刺激が少なくなるのです。悪循環が起こっているのです。

若々しい脳をつくるには、咀嚼筋を鍛えていつまでも自分の力でかんで食べられるようにしておかないといけません。

咀嚼筋を鍛えるには、毎食、歯ごたえのある硬い食品を加えることです。たとえば、野菜は生のまま食べるのです。野菜は煮ると柔らかくなりますが、生のままだと硬くてかみごたえがあります。果物を食べるときは、大きめに切って食べるようにします。同じ果物でも、大きいほどかむ力がいるからです。

そして、なによりも一口食物を入れたら二〇回はかむようにすることがたいせつです。食事は若い脳をつくるための運動時間でもあるのです。

大便を出す力を鍛える

腸で栄養を抜きとられた食物は、大便となって体外へ排出されます。健康な人の大便の回数は一日一回です。だいたいこれくらいのペースで大便を出していれば、健康が害されることはありません。

しかし、大便の出が悪くなって便秘になると、さまざまな弊害が体の中で起こりやすくなります。そのいくつかを紹介しましょう。

便秘が続くと、腸内で悪玉菌が繁殖して腐敗発酵を起こし、ガスが発生しやすくなります。そのガスが腸内にたまると、腹部の張りや痛みが起こってきます。

こんな状態が続くと、精神的にイライラが起こり、熟睡ができなくなります。睡眠不足が続くと、成長ホルモンの分泌が減ってきます。成長ホルモンには、タンパク質を利用して筋肉や皮膚などをつくる働きがあります。睡眠不足が続くと筋肉をつくる能力が衰え、若々しい肌をつくる能力も低下します。

便秘になると大便は水分を失って硬くなります。硬い便を無理に出そうとすると、肛門が切れて痔になったり、出血したりする原因となります。

「便秘は若い女性がなるもの」とたかをくくってはダメです。便秘は、老若男女に関係なく起こりやすいものなのです。とくに、中年をすぎると便秘になりやすくなります。このことは、厚生労働省の調査からでも明らかです。

五〇歳代から六〇歳代の人で便秘症状を訴えている人は、三〇歳代から四〇歳代の倍以上いるというのです。

年をとるにつれて便秘が起こりやすくなるのには、いくつかの理由が考えられます。

まずは、大便の材料である食物の量が減ることです。若いころに比べて、年をとると食事の量が減ります。それは、大便の材料である食物の量が減ることを意味します。大便のつくられる量が減れば、それに合わせて排便の回数も減っていきます。中年から起こりやすくなる便秘を予防するには、極端に食事量を減らさないことです。

二つ目は、体内でためられる水分の量が年とともに減ることです。新生児の体は、体重のおよそ七〇パーセントが水分でできています。その後、体の中の水分は年とともに減っていきます。成人ではおよそ五五～六〇パーセント、六〇歳を過ぎると五〇パーセントほどになります。「枯れる」といいますが、まさに人間も年とともに枯れていくのです。

体の中の水分が少なくなると、大便に含まれる水分も少なくなり硬くなってきます。これが便秘の原因となるのです。

中年をすぎたら便秘を防ぐために、定期的に水分を補給する習慣を守らないといけません。水分補給の目安は、目覚めている間はおよそ二時間ごとにコップ半分から一杯の水分をとるようにすることです。

年をとると便秘になりやすくなる三つ目の理由は、腹筋が弱くなることです。私たちが大便を出すためには、腹筋に力を入れて腹圧を高めて、大便を肛門のほうへ送らないといけません。

一日の生活の中で腹筋をどれくらい活動させているのかを調べたことがあります。驚いたことに、腹筋はほとんど使われないのです。これでは、腹筋が衰えるのも当たり前。腹筋は、意識的に使わないといけません。そのためには、腹筋運動を定期的に行うことです

図13　腹筋を鍛える上体起こし運動

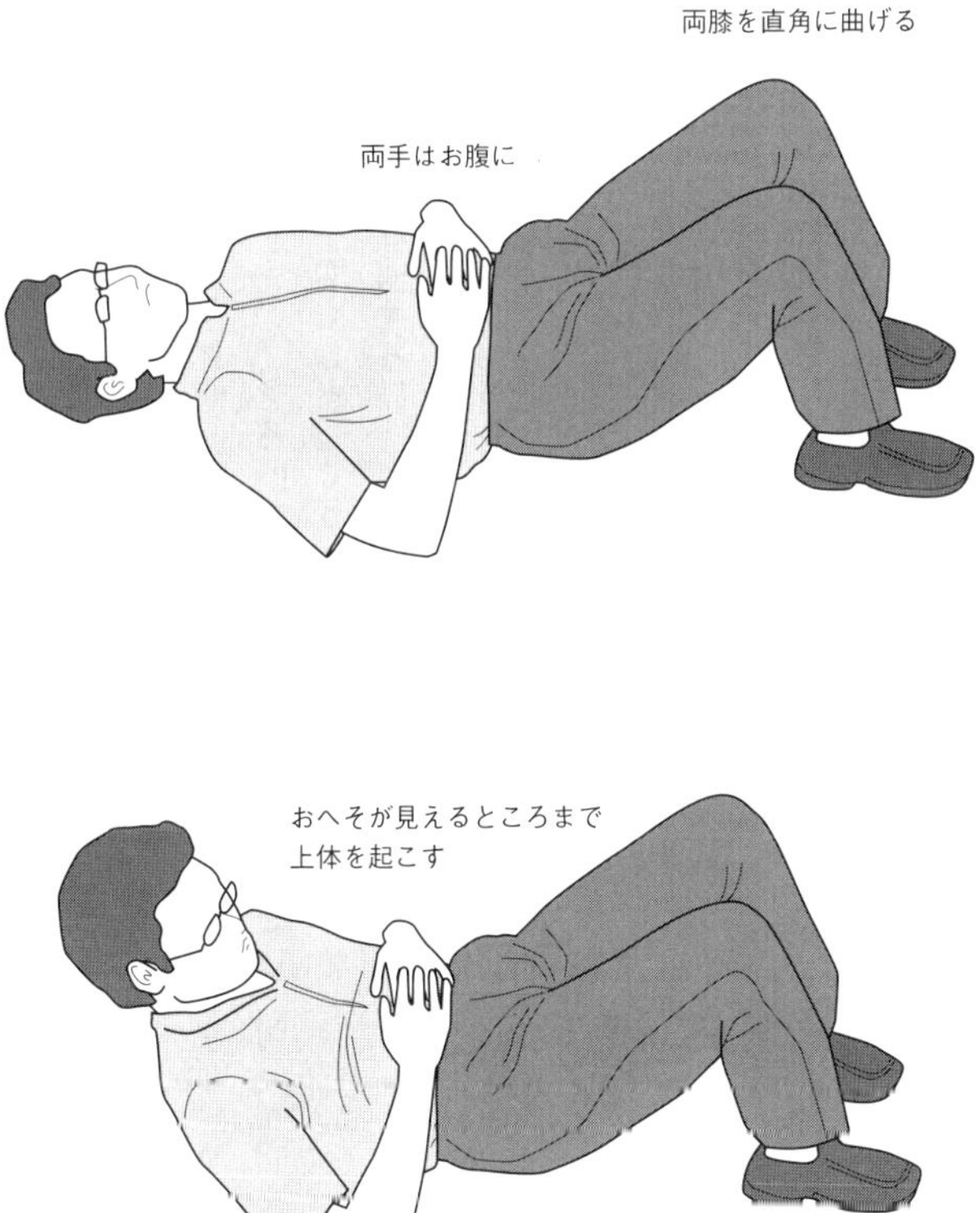
両膝を直角に曲げる
両手はお腹に
おへそが見えるところまで
上体を起こす

この運動を、ゆっくり５～10回繰り返す。

（図13）。

両膝を直角に曲げて仰向けに寝ます。両手をお腹に置きます。その姿勢から、頭と肩を床から離しておへそが見えるところまで上体を起こします。上体を起こしたらもとの仰向け姿勢に戻ります。この上体起こし運動を、五〜一〇回繰り返しましょう。五回繰り返すことができない人は、まずできる回数だけ繰り返してください。腹筋が強くなってきたら、それに合わせて回数を増やしましょう。

便秘を予防したり解消する最後の方法は、食後三〇分以内にトイレに行って排便する習慣をつけることです。

たいていの人は、食後三〇分くらいで便意が起こってきます。このときを見計らってトイレに行くのです。

朝食のあと、大便をする時間が十分にとれない人は夕食を利用すればよいでしょう。とにかく、一日に一度は食後三〇分以内にトイレに行き排便することを守るようにしましょう。

老化を予防する栄養をとる

人間は雑食動物です。野菜、魚、肉、果物、豆などのさまざまな食品を食べ、そしてそれらの中に含まれている栄養素を体内で化学反応させて健康な体を維持しているのです。

偏食によって栄養が偏るのは避けないといけません。異なる栄養素を含んだ食品を組み合わせてとることが健康で元気な体を保つために必要です。

もちろん、同じ栄養素を含んでいる食品の中から好きな物を選んで食べることはたいせつ。まずい、食べたくないと思いながら食事をするのでは、せっかくの食事も楽しくありません。どうせ食べるのなら、おいしいと感じながら食べたいものです。

老いない体をつくるためにも、偏食を避けないといけません。いろいろな栄養素をバランスよくとることが大事です。

しかし、老化を予防するためには、とくに次のような栄養素が不足しないようにする心がけを忘れてはいけません。

（1）筋肉の老化を予防するタンパク質

体を動かしているのは筋肉です。筋肉が衰えると、立つこと、歩くことなどの運動能力が低下します。運動能力の低下は、生活の質を悪化させます。筋肉が衰えすぎると、寝たきりになることもあります。老いない体をつくるには、まず筋肉の衰えを防ぐことです。

筋肉をつくっている主成分はタンパク質です。年をとるとタンパク質を食事でとることが少なくなり、タンパク質不足が起こりやすくなります。

筋肉づくりに役立つ良質のタンパク質は、鶏肉、魚、牛肉、豚肉などからとることができます。タンパク質が不足しがちな中年以降は、こういった食品からタンパク質をとるように心がけましょう。

肥満、高脂血症、高血圧などの生活習慣病の多くは、脂肪のとりすぎが原因です。牛肉や豚肉には飽和脂肪酸といって、体脂肪になりやすい脂肪が豊富に含まれています。それに比べると、鶏肉や魚などは不飽和脂肪酸という体脂肪になりにくい脂肪が含まれています。このようなことから、タンパク質をとるとき鶏肉や魚が勧められているのです。

(2) 骨粗鬆症《こつそしょうしょう》を予防するカルシウム

骨の主成分はカルシウムです。カルシウムが十分にあるから、骨は丈夫さを保てるのです。骨からカルシウムが減ると、骨粗鬆症になり骨が細く弱くなってきます。そうなると、簡単に骨折したり関節痛を起こしやすくなります。骨は丈夫さを保っておかないといけません。

骨粗鬆症を予防するには、牛乳や小魚などに多く含まれているカルシウムをしっかりとることです。

(3) ボケや痴呆症を予防する抗酸化栄養素

最近の研究で、老化の原因の九〇パーセントは活性酸素が関係していることが明らかになってきました。

活性酸素とは、文字通り活性化された酸素のことです。フリーラジカルともいいます。活性酸素には、体内に入ってきたウィルス、細菌、カビなどを死滅させる効果があります。だから、活性酸素が適当量あることは健康な体を維持するためには必要なのです。しかし、活性酸素が増えすぎると全身の細胞を破壊してさまざまな障害をもたらします。

活性酸素は、脳細胞を破壊することもあります。こうなると、ボケや痴呆症が起こりやすくなります。脳の老化を予防するには、活性酸素を増やしすぎないように心がけないといけません。

そのために勧められている方法の一つは、抗酸化栄養素をとることです。

代表的な抗酸化栄養素には、次のようなものがあります。

①パセリ、ブロッコリー、ピーマン、ほうれん草、大根の葉などの緑黄色野菜に含まれているベータカロチンやビタミンC
②植物油、アーモンド、ナッツ、あんこう、たらなどに含まれているビタミンE
③ブドウ、赤ワインなどに含まれているアントシアニン
④トマト、スイカ、柿などに含まれているリコピン
⑤緑茶などに含まれているカテキン

⑥大豆食品などに多く含まれているイソフラボン

活性酸素によって脳の老化を早めないためには、こういった食品をとることがたいせつです。そして、正しい生活習慣を守ると効果はさらに高まります。タバコを吸う、運動をしすぎる、アルコールを飲みすぎるといったことは、活性酸素を増やす原因となります。

V

痛みが起きない関節をつくる

関節痛の原因と安全で経済的な予防策

年をとるにつれて、ふしぶしの痛みが起きやすくなります。関節の痛みはたいへん不快です。ときには、耐えられないほどの激しい痛みが起こることもあります。歩くことも困難なことだって起きます。関節の痛みは、精神的にも肉体的にも大きなダメージを与えます。

関節痛の原因には、ケガ、感染症、リュウマチなどがあります。しかし、年をとるにつれて起こる主な関節痛は、関節にある軟骨がすり減って、関節炎や変形を生じることによるものです。変形性関節炎と呼ばれる症状です。

疫学的調査によると、六〇歳以上の女性の四〇パーセント、男性の二〇パーセントが変形性関節炎にかかっているそうです。この割合は年齢とともに高くなり、八〇歳代では六〇パーセントの女性、五〇パーセントの男性が変形性関節炎だと考えられています。

痛みが起きない関節をつくる一つの方法は、関節をとりまいている筋肉を強化して、関節を安定させることです。そのための運動としてお勧めなのが「アイソメトリックス」と呼ばれる筋肉トレーニングです。

前にも述べたように、アイソメトリックスという筋肉トレーニングは、ドイツの運動生理学者ヘッティンガー博士が提唱した方法です。

アイソメトリックスの特徴は、関節を固定したまま筋肉を収縮させ続けることです。この筋肉トレーニングを勧めるのは、次のような理由からです。

①安全に関節まわりの筋肉を強化できる。

②筋肉を全力で収縮させて七秒間保持する運動を、一日に一〜五回行うだけでよい。

③自分の体を利用して運動するので、ダンベルのような道具がいらない。

④疲労が少なくて中高年にも向いている。

⑤どこでもできる。

アイソメトリックスは、安全で、経済的で、楽に関節まわりの筋肉を強くして、痛みが起きない関節を確実につくってくれるのです。

いろいろな関節まわりの筋肉を強化するアイソメトリックスを紹介する前に、守ってほしい基本的なことがらをまとめておきます。

①全力を出す。

②それを七秒間保持する。

③一〜五回繰り返す。

④力を出すときは、呼吸を止めない。全力を出すとき呼吸が止まる人は、イチ、ニイ、

サン、……と声を出して数字をいってください。
⑤できれば毎日行う。少なくても一日おきに行うこと。
⑥関節に痛みのあるときは休む。
では、関節ごとにアイソメトリックスの方法を紹介しましょう。

首の関節のためのアイソメトリックス

成人の頭の重さは三〜四キロあります。この重い頭を支えているのが、首のまわりについている胸鎖乳突筋《きょうさにゅうとっきん》や僧帽筋《そうぼうきん》などの筋肉です。

首の筋肉が弱いと、頭をまっすぐに支えられません。頭は前に倒れて、首の筋肉への負担はいっそう増します。頭が前傾した姿勢が続くと、首の関節に痛みが起きやすくなります。

首の部分は、小さな頸椎という骨が積み木のように重なってできています。その中には、脊髄という生命活動にとって極めて重要な神経が通っています。この神経を傷つけると、手足の麻痺、体温調節不良だけではなく、生命を奪われることだって起きます。

首の筋肉トレーニングは慎重に行うことがとくに要求されます。アイソメトリックスは安全な運動ですが、それでも急に力を入れたりするのは頸椎を痛める原因となるので避け

図14　首の関節のためのアイソメトリックス

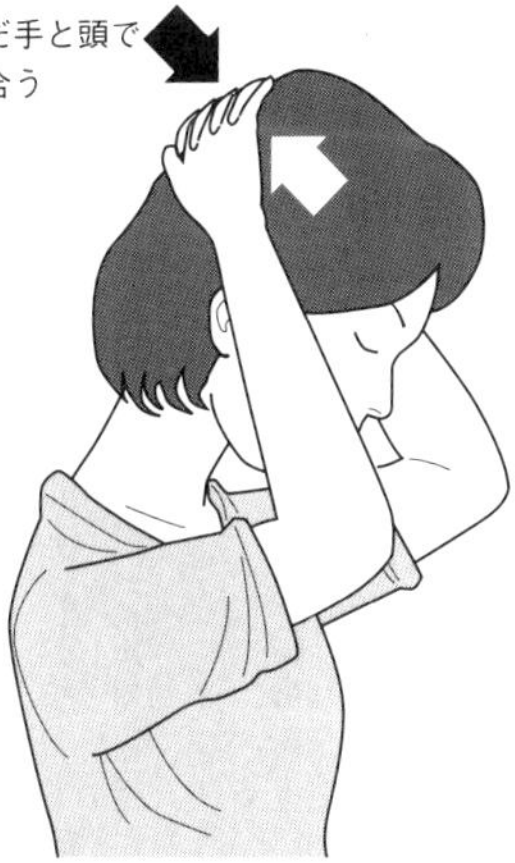

手と頭を押し合ったまま７秒間保持。５～10秒間の休みをはさんで、３回繰り返す。

てください。

首の関節まわりの筋肉を強化するアイソメトリックスは、次のように行います（図14）。

①両手の指を組み合わせる。

②両手の指を組み合わせたまま、手のひらを頭のうしろに当てる。

③両手で頭を前に押す。頭は手をうしろへ押し返す。

④全力で頭と手を押し合い、そのまま七秒間保持する。

⑤五～一〇秒間の休みをはさんで、三回繰り返す。

四十肩、五十肩を防ぐアイソメトリックス

人間の体にある関節の中で、もっとも大きく動かすことができるのは肩関節です。前後、左右、上下といろいろな方向へ腕を動かすことができます。

肩関節の可動域が大きいのは、肩関節が五つの関節からできているからです。肩関節を複合関節というのは、そのためです。

肩関節は、棘上筋《きょくじょうきん》、棘下筋《きょっかきん》、小円筋《しょうえんきん》、肩甲下筋《けんこうかきん》などでおおわれています。こういった筋肉が弱くなると、神経圧迫、使いすぎ、炎症、損傷、磨耗などによって肩のまわりに痛みを感じるようになります。

四〇歳代から五〇歳代にかけて、突然、腕が上がらないほどの痛みに襲われることを、多くの人が経験します。四十肩とか五十肩と呼ばれる症状です。こういった肩の痛みを予防するには、肩をおおっている筋肉を強くすることが効果的です。

肩の筋肉を強化するアイソメトリックスは、次のように行いましょう（図15）。
①胸の前に、一方の手は手のひらを下にして、もう一方は上にしておく。
②両手の指をフックのようにつなぐ。
③ひじを肩の高さまで上げる。
④指を離さないようにして、全力で両手を引っ張り合ったまま七秒間保持する。
⑤五〜一〇秒間の休みをとりながら、三回繰り返す。
ウォーキングを行っている人は、腕を前後にしっかり振ることを心がけるだけでも、肩

図15　肩の筋肉を強化するアイソメトリックス

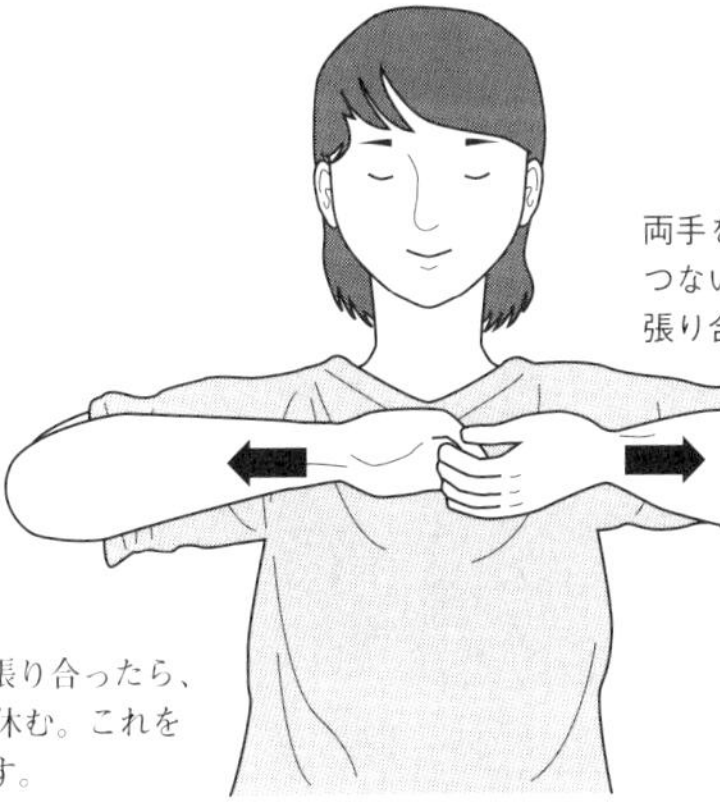
両手をフックのように
つないで、全力で引っ
張り合う
7秒間引っ張り合ったら、
5～10秒間休む。これを
3回繰り返す。

関節まわりの筋肉の衰えを防ぐことができます。

入浴中に肩の筋トレをすることもできます。湯船の中のお湯を、左右の手でかき混ぜるのです。こうすれば、肩をおおっている筋肉の運動になります。

私は、棚から食器や本をとるときに肩の運動ができるように工夫しています。頻繁に利用する食器や本は、棚のいちばん上に置くようにしているのです。こうすれば、本や食器をとるたびに腕を高く上げることになり、肩の運動になります。

ひじ痛予防のためのアイソメトリックス

野球やテニスの選手たちは、しばしばひじの障害に見舞われます。野球ひじとかテニスひじと呼ばれている痛みです。ボールを投げたり打ったりすることを繰り返すために起こるひじの骨、軟骨、靭帯のケガです。スポーツ選手の中には、ひじ痛のために現役を引退する人もいるくらい、ひじ痛は深刻な症状です。

ひじ関節の痛みは、スポーツ選手だけに特有のものではありません。一般の人たちにも、よく起こる痛みです。とくに、中年をすぎるとひじの痛みは起きやすくなります。

ひじ関節は蝶番《ちょうつがい》関節といわれるように、ドアについている蝶番のような形をしています。ひじを曲げたり伸ばしたりすることができる構造になっています。

ひじ関節は上腕二頭筋《じょうわんにとうきん》、上腕三頭筋《じょうわんさんとうきん》、腕橈骨筋《わんとうこつきん》などの筋肉でおおわれています。こういった筋肉を鍛えておかないと、ひじ痛が起きやすくなります。

ひじ痛を予防するためのアイソメトリックスは、次のような手順で行ってください（図16）。

①ひじを直角に曲げて、両手を胸の前に置く。
②一方の手のひらを上にして、もう一方の手の甲に当てる。
③全力で両手を押し合ったまま七秒間保持する。
④五～一〇秒間の休みをはさんで三回繰り返す。
⑤両手の向きを入れ替えて、同じ運動をさらに三回繰り返す。

野球選手の中には、うちわを利用してひじの運動をする人がいます。ひじを曲げたり伸ばしたりして、うちわを上下に振るのです。空気が抵抗になって、ひじのまわりの筋肉に負荷がかかります。それによって、ひじをおおっている筋肉のトレーニングになるのです。

図16　ひじ痛予防のためのアイソメトリックス

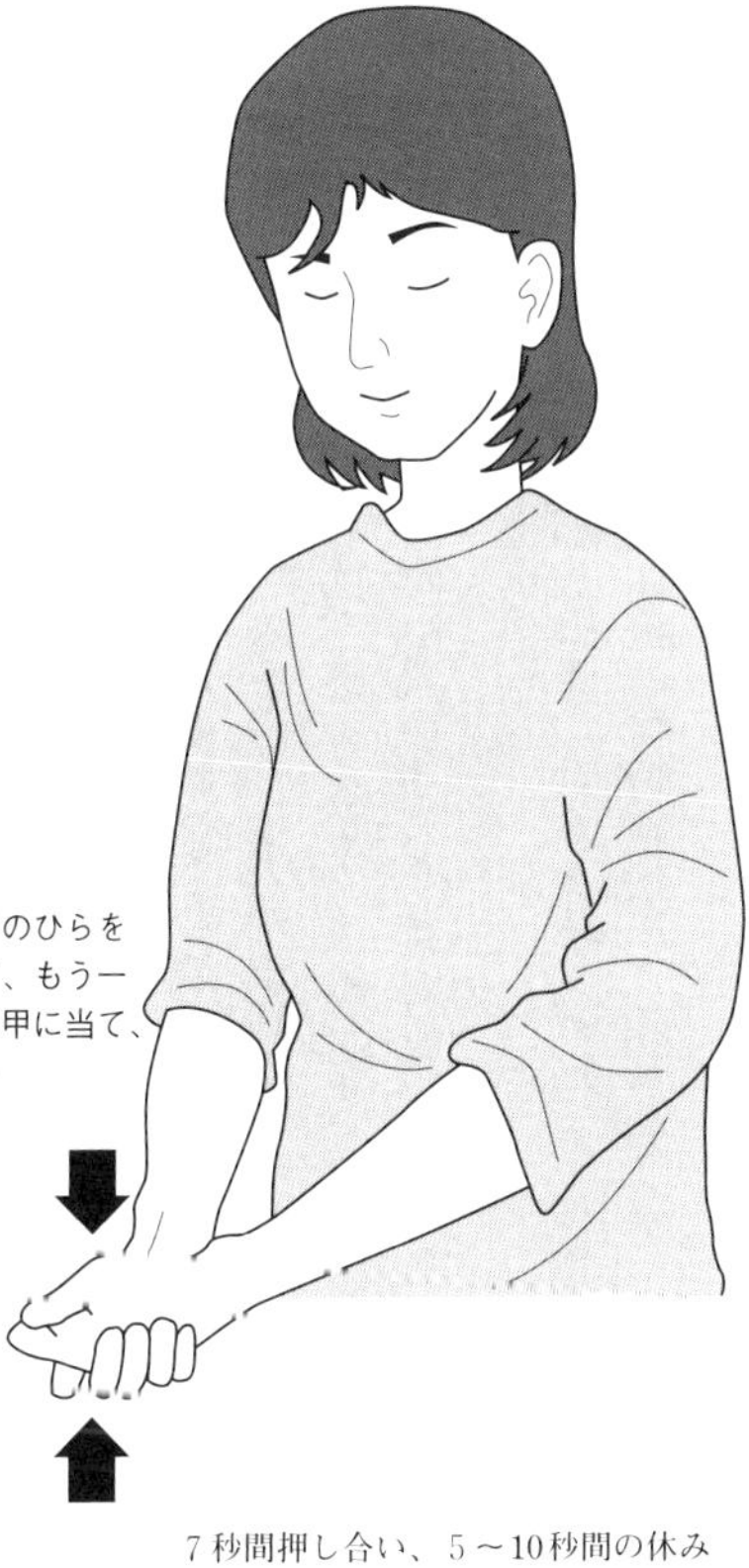

一方の手のひらを上にして、もう一方の手の甲に当て、押し合う

7秒間押し合い、5～10秒間の休みをはさんで3回行う。手を入れ替えて同様に3回行う。

手首の関節を守るアイソメトリックス

手首の関節は、腰、膝、足首の関節に比べると体重をかけることが少ないので、関節痛の発生は少ないといえます。

関節痛というと、たいていは体重を受ける腰や下肢の関節痛のことを思い浮かべることと思います。しかし、手首の関節に痛みを感じる人が中高年になると増えるのです。四〇歳以上の人に起きやすい手首の痛みは、腱鞘炎《けんしょうえん》やリュウマチなどが原因です。

手首の関節が痛んでいると、かばんや買い物袋などの荷物を手で持つことがつらくなります。

床から立ち上がるとき、たいてい人は手のひらを床に置いて、体重を腕で受けるようにします。手首が痛いと、こういった体重の保持動作がしづらくなり、楽に立ち上がることができなくなります。

痛みがひどいと、食器を持つこともつらくなり、楽しい食事が苦痛になってきます。

こういった手首の関節の痛みを起こさないためには、手首をおおっている手根伸筋《しゅこんしんきん》や手《しゅ》根屈筋《こんくっきん》などを鍛えるアイソメトリックスを行うとよいでしょう。運動方法を紹介しましょう（図17）。

図17　手首の関節を守るアイソメトリックス

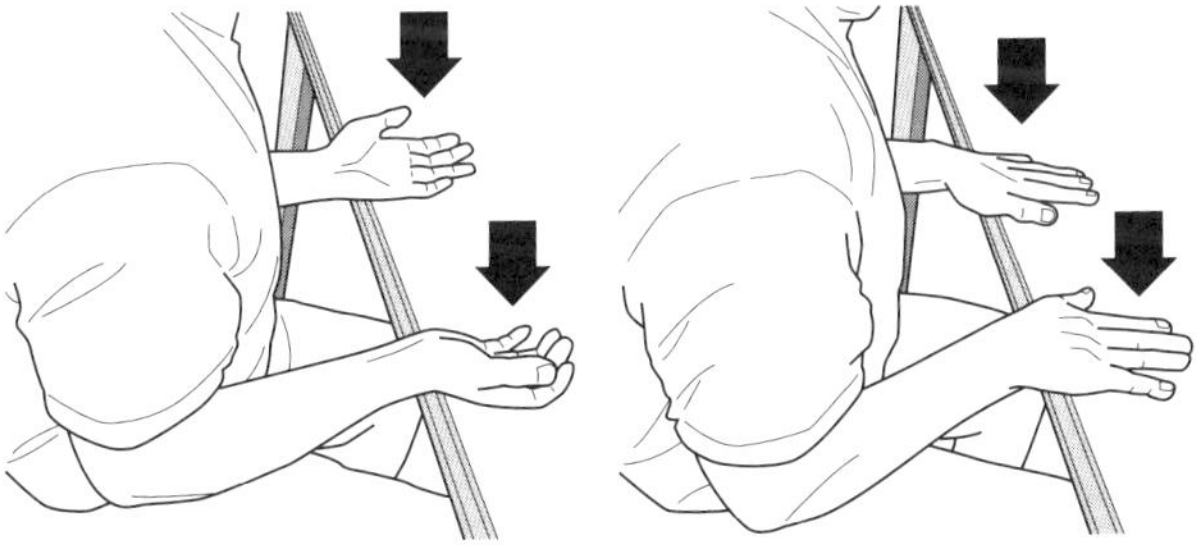

両ひじは直角に曲げ、脇につける。ひじを脇につけたまま手の甲でテーブルを全力で押し、7秒間保持する。5～10秒間の休みをはさんで3回繰り返す。次に、手のひらをテーブルに乗せて、同様に行う。

①両ひじは直角に曲げて、ひじを脇につける。
②両ひじを脇につけたまま、手の甲をテーブルに乗せる。
③両手の甲でテーブルを全力で押したまま七秒間保持する。
④五～一〇秒間の休みをはさんで三回繰り返す。
⑤今度は手のひらをテーブルに乗せる。
⑥両手のひらでテーブルを全力で押したまま七秒間保持する。
⑦五～一〇秒間の休みをはさんで三回繰り返す。

手首のまわりにある筋肉を鍛える運動をしている人は、ほとんどいないはずです。これでは、手首についている筋肉が弱って、手首の痛みを起こしやすくなります。手首をおおっている筋肉を鍛える、手首のアイソメトリックスを行うようにしましょう。

手指の関節のためのアイソメトリックス

手の指についている筋肉は、案外と強いのです。

ハンマー投げ選手の室伏広治選手が七・二六キロの鉄球を八〇メートル以上投げるとき、手の指には三六〇キロ以上の力が加わります。成人男性五、六人分の体重を指で支えているのに相当します。

スポーツ選手は、手の指にたえず大きな負荷をかけてトレーニングしているので、強靭な指の筋肉ができ上がり、こういった力に耐えられるのです。

一般の人たちには、スポーツ選手ほどの力強い指は必要ありません。痛みが起きない程度の強さであればよいのです。

手の指についている浅指屈筋《せんしくっきん》、深指屈筋《しんしくっきん》、総指伸筋《そうししんきん》といった筋肉を鍛えるアイソメトリックスを紹介しましょう（図18）。

①両ひじを曲げたまま、両手の指先だけを合わせる。
②両手の指先どうしを全力で押し合ったまま七秒間保持する。

図18　手指の関節のためのアイソメトリックス

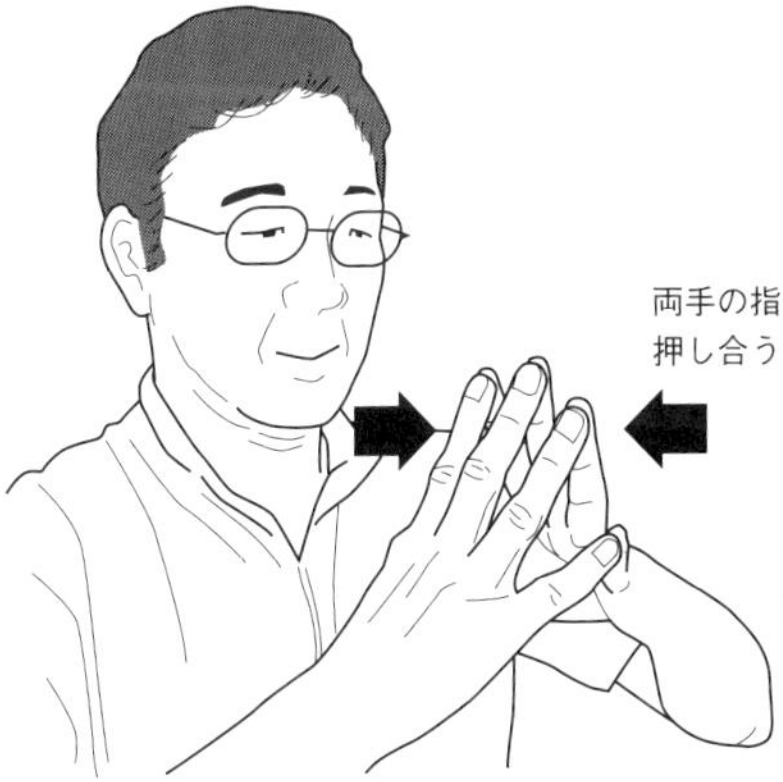
両手の指どうしを全力で押し合う
7秒間押し合ったら5～10秒間休む。これを3回繰り返す。

③五～一〇秒間の休みをはさんで三回繰り返す。

電話をかける、コンピュータのキーボードを打つ、箸やフォークなどを使う、カップの取っ手を持つ、車のハンドルを操作するといった日常生活の大部分で、手の指は利用されます。

手の指に痛みがあると、こういった日常生活動作が制限されます。そういったことが起こらないように、手の指のアイソメトリックスで指を動かす筋肉を強くしておくのです。

腰痛予防のためのアイソメトリックス

厚生労働省の調査によると、国民の三人に一人が病気やケガなどの自覚症状があると答えています。その中でトップを占めている症状は腰痛です。

腰痛は、人類が直立二足歩行を始めたときから、人間にとって宿命的なものとなったのです。

直立二足歩行の姿勢では、体重のほぼ半分ある上半身の重さが腰にかかります。その重量をたえず受け続けるためにヘルニアなどの腰痛が起こります。

腰痛といってもその症状はさまざまです。椎間板が老化して弾力性を失ったために起こる変形性脊椎症、捻挫や疲労などによって腰椎の動きが悪くなって起こる腰椎分離症、腰椎が前にずれて起こる腰椎変性滑り症、椎間板が飛び出して起こる椎間板ヘルニアといった腰痛があります。

腰痛を起こす原因もさまざまです。姿勢の悪さ、脊椎の異常、内臓疾患、心理的ストレスなどが腰痛の主な原因としてあげられています。腰痛を予防するには、こういった原因をとり除けばよいのです。さらに、腰を固定する腹筋と背筋を強化することも忘れてはいけません。

腰痛予防の腹筋と背筋の強化は、一つのアイソメトリックスで行うことができます（図19）。

①両膝を直角に曲げて仰向けに床に横になる。

図19　腰痛予防のためのアイソメトリックス

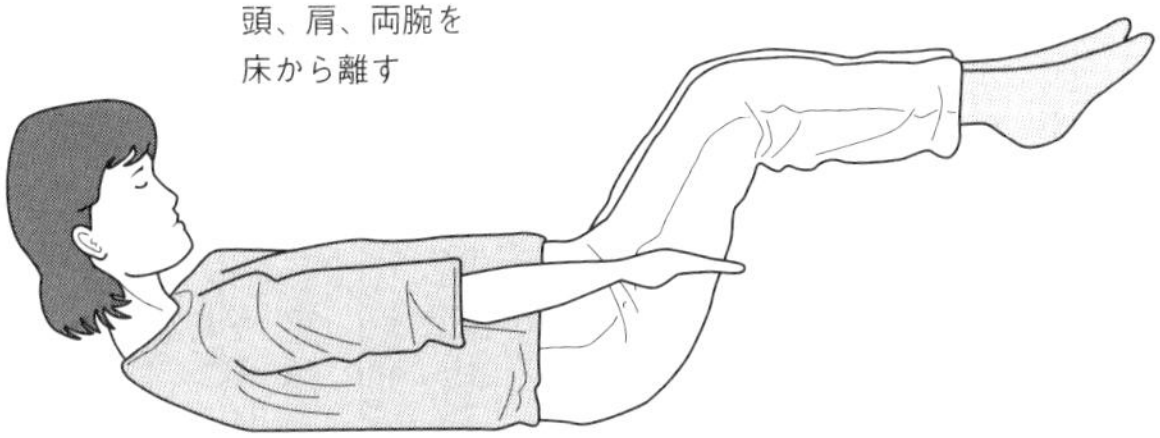
膝を曲げたまま
脚も床から離す
頭、肩、両腕を
床から離す

この姿勢を7秒間保持。5〜10秒間の休みをはさんで、これを3回繰り返す。

②両腕は脇に伸ばしておく。
③頭、肩、両腕を床から離すと同時に、膝を曲げたまま脚も床から離す。
④③の姿勢を七秒間保持する。
⑤五〜一〇秒間の休みをはさんで、運動を三回繰り返す。

腰痛を経験した人ならわかるでしょうが、激しい痛みをともなう腰痛が起きると歩くことなどできません。ジッと寝ていることも無理です。呼吸することすらつらくなります。

痛みが起きない腰をつくるには腹筋と背筋を強化することと、腰に急激な負担がかかる動作を避けることです。

大リーグのホームラン打者ソーサは、試合前にベンチでくしゃみをしたとき腰痛が起こり、二週間ほど休養をとったことがあります。

くしゃみはできるだけ静かにすることです。大げさにハックションなどとくしゃみをする癖はつけないことです。

両膝を軽く曲げて、膝に両手をおき、背を曲げた姿勢をとります。そして、この姿勢のまま静かにくしゃみをするのです。これが腰に負担をかけないくしゃみ法です。

床においてある荷物などを持ち上げるときは、両膝を曲げて、できるだけ荷物が体の近くを通るようにして、脚の屈伸を利用して持ち上げるようにしましょう。間違っても、膝を伸ばして腰で持ち上げることはしないことです。腰を使うのではなく膝を使う、これが腰痛を防ぐための方策です。

膝痛を予防するアイソメトリックス

四〇歳代をすぎるころから、特別な原因もないのに膝の痛みで歩いたり立ったりすることがつらくなることがあります。この原因としてもっとも考えられるのが「変形性膝関節症」です。

膝関節では、太ももにある大腿骨《だいたいこつ》とすねにある脛骨《けいこつ》がお互いに接しています。骨の両端の部分は、関節軟骨という弾力性に富んだ組織でおおわれています。

この関節軟骨は滑りやすくて、摩擦を起こさない材質でできています。関節軟骨の摩擦は、ちょうどスケート選手が氷の上で滑るときの摩擦と同じくらいだそうです。弾力性に富み、摩擦がほとんどない関節軟骨があるおかげで、骨と骨が接していても骨の磨耗が起こらず、痛みが生じることもありません。

しかし、膝をおおっている大腿四頭筋《だいたいしとうきん》や大腿二頭筋《だいたいにとうきん》などが弱くなると、関節軟骨に加わる負担が過剰になって、関節変形が起こります。そして、膝関節の痛みが起こってくるのです。

膝をとりまいている筋肉を強化すれば、痛みが起きない強い膝関節をつくることができます。そのためのアイソメトリックスを紹介しましょう（図20）。

①壁に背をつけて立つ。
②壁に背をつけたまま、両膝を直角に曲げる。
③その姿勢を七秒間保持する。
④五～一〇秒間の休みをとりながら、三回繰り返す。

この運動がつらいと感じる人は、もう少し軽い次のようなアイソメトリックスがよいでしょう（図21）。

①椅子に浅めに座る。
②一方の脚を床から離して、膝を伸ばす。

③上げている足先を真上に向け、脚全体に力を入れる。
④そのまま七秒間保持する。
⑤五～一〇秒間の休みをとりながら三回繰り返す。
⑥もう一方の脚でも同じ運動を繰り返す。

図20　膝痛を予防するアイソメトリックス・その1

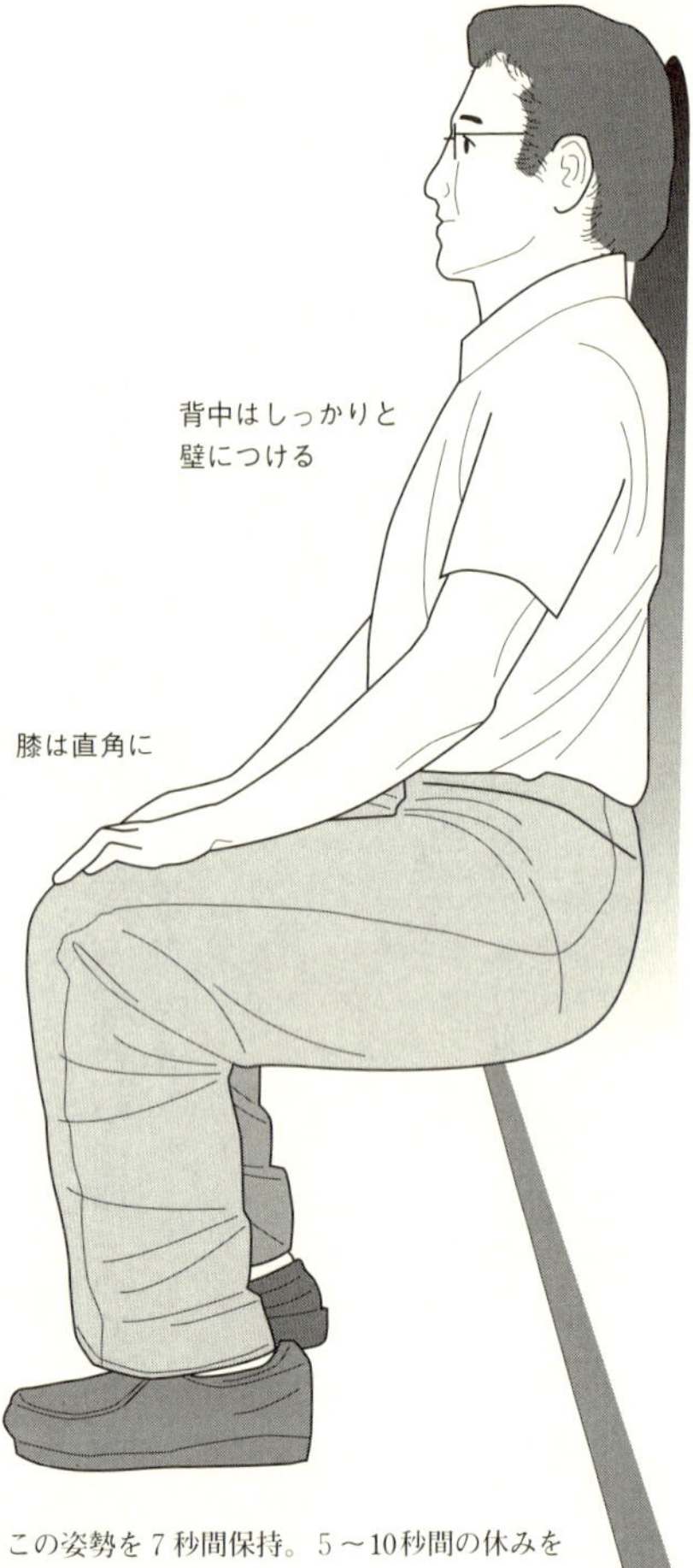

この姿勢を７秒間保持。５～10秒間の休みをはさんで３回繰り返す。

図21　膝痛を予防するアイソメトリックス・その2

この姿勢を7秒間保持。5〜10秒間の休みをはさんで3回繰り返す。もう一方の脚も同様に行う。

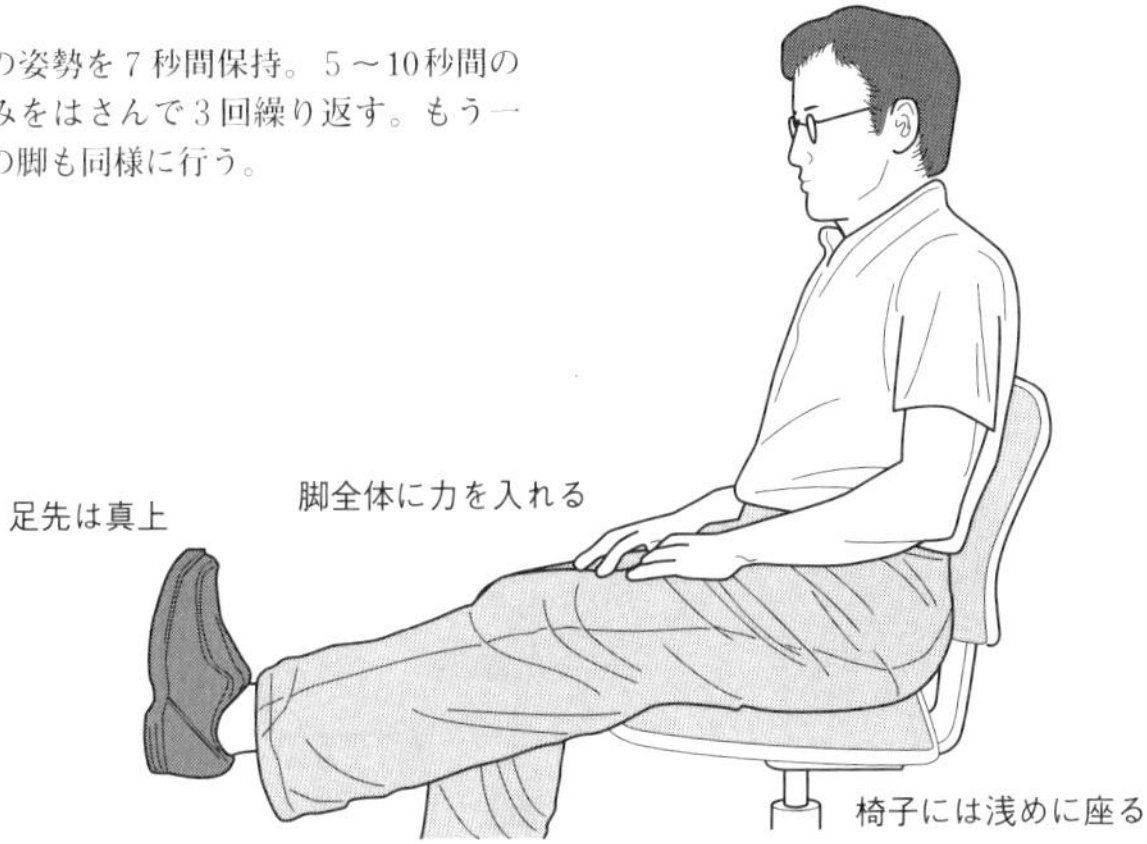
足先は真上
脚全体に力を入れる
椅子には浅めに座る

膝痛で歩くことがおっくうになると、脚力が衰えてきます。早いうちに、膝まわりの筋肉を鍛えておきましょう。

膝に痛みを感じている人は、ここで紹介した二番目の運動を痛みを感じない程度で行ってください。決して無理しないように注意すること。

足首の関節のためのアイソメトリックス

ふくらはぎにある腓腹筋やすねにある前脛《ぜんけい》骨筋《こっきん》が弱くなると、足首を固定することができなくなり捻挫をおこしやすくなります。

足首の捻挫で圧倒的に多いのは、足の小指側が地面について起こる捻挫です。捻挫で靭帯が伸びると、足首の痛みが起こります。しばらく、自由に歩行することはできなくなります。

足首を固定する筋肉を強化して、捻挫を起こさない強い足首をつくりましょう。そのためのアイソメトリックスは、次のように行います（図22）。

①手を壁やテーブルにつけてバランスをとりながら、片方の脚で立つ。

図22　足首の関節のためのアイソメトリックス

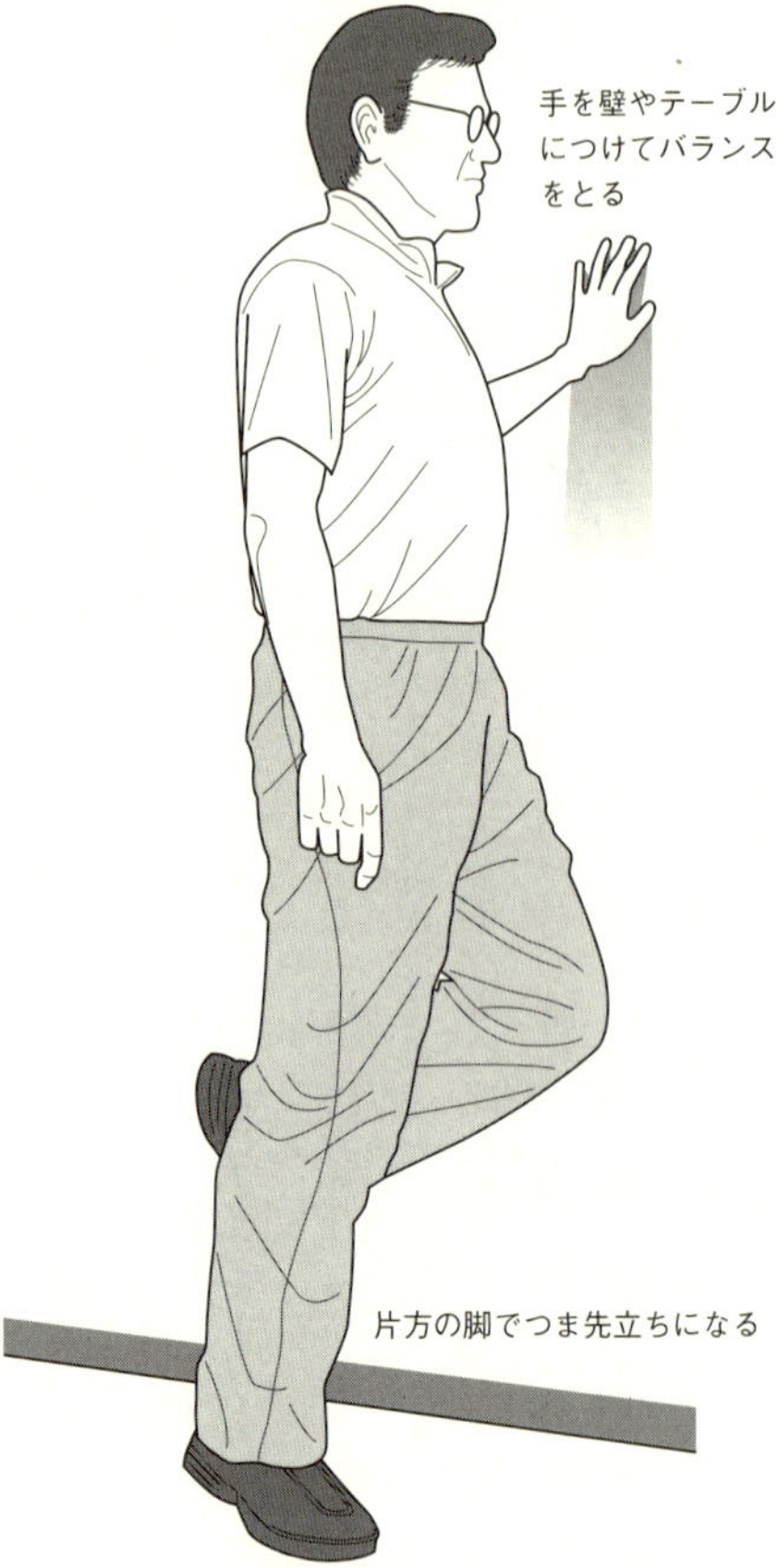
手を壁やテーブルにつけてバランスをとる
片方の脚でつま先立ちになる

この姿勢を7秒間保持。5～10秒間の休みをはさんで3回繰り返す。もう一方の脚も同様に行う。

②かかとを床から上げて、つま先立ちになる。
③そのまま七秒間保持する。
④五～一〇秒間の休みをはさみながら三回繰り返す。
⑤脚を替えて同じ運動をさらに三回繰り返す。

捻挫しやすい人がいます。そういう人は、ここに紹介した運動をすることと、着地するときに意識を集中することです。かかとで着地したあと、足裏全体で体重を受けるようにするのです。無造作に着地してはいけません。

それでも捻挫が心配な人は、足首を固定するサポーターをつけるのもよいでしょう。ブーツタイプの靴を履いて、足首の返りを防ぐのもお勧めです。

砂利道や段差のある歩道は捻挫しやすいので、歩くときはとくに要注意。ふだんより歩幅を狭くして、足裏全体で体重を受けるようにしましょう。

足指の関節のためのアイソメトリックス

足の指の痛みといえば、思い出されるのは痛風です。ある日、突然、足の親指のつけ根に激痛が走るのが特徴です。この発作が起きると、指は赤くはれ上がって、ほんの少し動くだけでも鋭い痛みを感じます。近くを通る車の音が足に響くだけでも激痛が走ることがあります。字のごとく、風が当たっただけでも痛いのです。

痛風は、「ぜいたく病」ともいわれます。栄養価の高い食事をとりすぎていると、尿酸が増えて痛風を起こすからです。

痛風を予防するには、肉類、臓物類、豆類を食べすぎない、アルコールをとりすぎない、ウォーキングのような有酸素運動を行うことを習慣にすることが勧められています。

痛みを起こさない足の指の関節をつくるには、足の指の運動を積極的に行うことも効果的です。運動不足だと筋肉や骨などが弱くなり、変形性関節痛などを起こしやすくなるからです。

足の指の関節を強くするには、長指伸筋《ちょうししんきん》、短指屈筋《たんしくっきん》などの足の指についている筋肉を鍛えることが必要です。そのために、次のようなアイソメトリックスを行うとよいでしょう（図23）。
①椅子に座る。
②両足の指を、じゃんけんのグーをつくるように、全力で曲げて七秒間保持する。
③次は、両足の指をパーをつくるように全力で広げたまま七秒間保持する。
④五〜一〇秒間の休みをはさみながら、②と③を一セットとして、三回繰り返す。
大相撲の世界では「砂をかむ」ことをたいせつにしています。砂をかむとは、足の指を

図23　足指の関節のためのアイソメトリックス

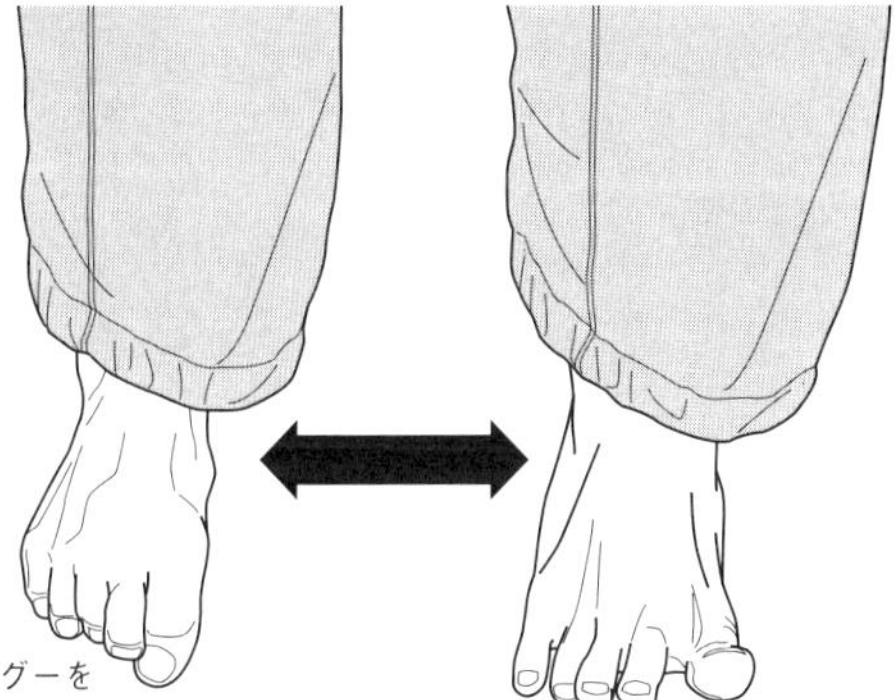

じゃんけんのグーをつくるように足指を曲げ、7秒間保持

グーとパーを1セットとして、5～10秒間の休みをはさみながら3セット行う。

パーをつくるように足指を曲げ、7秒間保持

折り曲げて、指先を土俵の砂の中に食い込ませるようにすることをいいます。

砂をかむ効果を実験によって確かめたところ、砂をかむと、かまないときの一・三倍も大きな力を発揮できることがわかったのです。

足の指が強いことは、転倒予防に役立ちます。不安定になった体のバランスをとるとき、足の指で体を支えることが必要だからです。

足の指を強くすることは、足の指の関節の痛みを予防するだけではなく、高齢者にとっては寝たきりの原因となる転倒予防にも効果を発揮するのです。

Ⅵ

自立できる脚をつくる

自立のたいせつさ

「老いない体をつくりたい」と願っている人の多くは、他人の力を借りずに、自分の力だけで思い通りに体を動かしたいという希望を持っていることでしょう。すなわち、自立した生活を送れる体をいつまでも持ち続けたいという夢をいだいているはずです。

他力に頼りすぎず、自力で生活を送るための基本は脚力です。脚の力が衰えてしまうと、思い通りに体を移動させられません。トイレも他人に助けてもらわないと行けなくなることだってあります。

私たちが自立した生活を望むのは、人間としての尊厳を保ちたいからです。他人に排尿や排便を助けてもらうのは、人としての尊厳が傷つけられます。自分の体くらいは、自分の力で自分の思い通りに動かしたいものです。その基盤となるのが脚力なのです。

ところが、脚の筋肉は体の中でもっとも衰えやすいのです。このことは、ベッドレストの研究によって明らかになっています。

健康な男性を、三週間、ベッドで寝かせたままにしておきます。そして、その間に筋肉がどのように衰えるのかを調べたのです。その結果、腕の筋肉はほとんど衰えないのに、脚の筋肉は一五パーセントも細くなったのです。

老化は脚からといいますが、運動不足でも顕著に衰えるのは脚であることが科学的に確認されたのです。

この研究から、もう一つ興味深いことが明らかになりました。

衰えた脚の筋肉を再びトレーニングしたところ、たしかに筋肉の太さはベッドに寝る前の状態に戻りました。しかし、そのためには九週間もかかったのです。

筋肉は衰えても元に戻ることができます。しかし、そのためには運動しなかった日数の三倍の時間をかけないといけないのです。

自立した生活の基盤である脚の筋肉は、たえず負荷をかけて運動させておくことが必要です。脚の筋肉を鍛えることを怠ると、自分の体を支えたり移動させることがつらくなります。さらに運動不足が続けば、脚の老化は急激に進みます。立ったり歩いたりすることができなくなるかもしれません。

せっかく生命をあたえられたのですから、死ぬまで自分の体くらいは自分の脚で移動させたいものです。脳はしっかりしているが寝たきりでは、きっとつらい思いをするはずです。

老いない体をつくるには、何はともあれ脚の筋肉を衰えさせないことを目指さないといけません。そして、それは決して難しいことではないのです。日々の生活の中で簡単に行えるのです。その方法を具体的に紹介しましょう。

あなたの脚力は大丈夫?

脚の衰えを防ぐトレーニングを紹介する前に、あなたの脚が衰えているかどうかをチェックしておきましょう。

壁やテーブルなどに手をついて、片方の脚だけで立ちます。そして膝を曲げたり伸ばしたりします。膝は中くらいまで曲げれば十分です。膝の曲げ伸ばしを連続して一〇回繰り返します。もう一方の脚でも同じテストをしましょう。

膝の曲げ伸ばしを連続して一〇回繰り返すことができれば「合格」です。体重を支えたり移動したりするのに十分な脚力があるのです。連続一〇回できなかった人は「不合格」。脚力が不十分だと判断します。

脚力が不十分と判定された人は、脚力をつけるトレーニングを、少なくとも毎日行う必要があります。

合格と判定された人も、油断は大敵です。筋肉はたえず負荷をかけて運動させていないと、あっという間に衰えます。週に三回は脚力強化のためのトレーニングを続けてください。

トレーニングでいちばん問題になるのは、継続することです。脚力をつけるためのトレーニングを始めても、三日坊主で終わる人がほとんどです。「継続は力なり」という言葉がありますが、トレーニングは継続してこそ効果を発揮するのです。

お金は貯金しておいて、必要なときにあとから引き出して使うことができます。でも、脚力は貯金できないのです。一度だけトレーニングしたからといって、その効果が体の中にいつまでも蓄えられているなどと考えてはいけません。

脚力を維持するには、少なくとも週に四～五回、できれば毎日、負荷をかけて運動させないといけないのです。

「ながらトレーニング」で脚の衰えを防ぐ

しかし、多くの人は単純なことを継続する能力が不足しています。運動は効果があるとわかっていても、それを長年にわたって続けられる人は数少ないのです。

運動を継続できない人には、仕事をしながら、人待ちをしながら、テレビを見ながら運動することを勧めます。「ながらトレーニング」です。これなら、かなりの人が運動を継続できるはずです。

私は大学の体育学部に勤めているので、運動施設にとり囲まれて仕事をしています。でも、運動施設を利用してトレーニングをすることは、ほとんどありません。研究室で仕事をしながらトレーニングをしているのです。

オリンピックの選手になることが目的であれば、運動施設を利用して激しいトレーニングを行わないといけません。しかし、老いない体をつくり元気に生きることが目的であるのなら、何かをしながらトレーニングするだけで十分です。

最大に発揮できる力の半分を出すトレーニングを続ければ、筋力がアップすることが明らかにされています。その程度の力なら、「ながらトレーニング」でも十分に出すことができます。

「ながらトレーニング」は脚力の衰えを防ぐことの他に、もう一つメリットがあります。それは、時間を有効に利用できるということです。

人間は、誰もが共通して一日二四時間という時間を与えられています。どうせ限られた時間です。できることなら、有効に使いたいものです。

フィットネスクラブなどの施設に行って運動するために二時間も使うのは、私にとっては無駄です。体にとってよい運動は仕事をしながら行い、あいた時間を私の好きなことに使っています。こうすれば、身体的にも心理的にも良好な状態を維持できます。

これまでのトレーニングの概念を変えてください。運動はスポーツ施設などにいかないとできないのではありません。職場でも、家庭でも、移動中の電車でも、どこでもできるのです。

よく考えれば、仕事をしているときでも家事をしているときでも、私たちはたえず体を動かしています。その体の動かし方を少し変えるだけで、十分トレーニングになるのです。「ながらトレーニング」は時間の有効利用に役立つといいましたが、経済効果もあります。クラブ入会金や利用料がかかりません。フィットネスクラブなどへ行くまでの交通費もいりません。節約できたお金は、別のことに使うことができます。

私が実践している脚力の衰えを防ぐ「ながらトレーニング」を紹介しますが、この通りに行わなくても結構です。あなたなりに工夫して、あなたに合った「ながらトレーニング」を発見してください。それが、運動を継続できる最適な方法なのです。

エスカレーターで脚力強化

「最近、足腰が弱ったのでエスカレーターをやめて階段を利用している」

こんなことをいう人がいます。とんでもない間違いです。よく考えてください。足腰が弱ってきたのは、運動不足が続いたからです。運動不足は足腰を弱くするだけではありません。心臓も血管も弱くします。

心臓や血管の弱った人が脚力をつけようと階段を昇ると、血圧が急上昇します。階段を一階だけゆっくり昇っても、血圧は二〇ミリほど上がります。運動だというので勢いよく昇ると、二〇〇ミリを超えることがあります。こんな危険をおかしてまで、脚力のトレーニングをしてはいけません。

運動は安全に、しかも効果を上げるように行うことが原則です。運動するときは、このことをいつも忘れないことです。老いない体をつくるための運動は、何はともあれ安全が第一なのです。

若さをとり戻そうと気張って運動したために命を落としたのでは、何のための運動だかわかりません。

足腰の弱った人が脚力をつけたいときは、迷わずエスカレーターに乗ってください。もちろん、ぼんやり乗っているだけでは脚力はつきません。両膝を曲げた中腰姿勢でエスカレーターに乗るのです（図24）。これで脚力は、安全かつ確実に高まります。

集合写真を撮るときを思い出してください。多くの人が集まって写真を撮るとき、たいてい前列の人は中腰になります。このとき、列がなかなか整わないと中腰の人の膝はふるえてつらくなります。

膝をまっすぐ伸ばして立っているとき、脚の筋肉には体重だけがかかります。ところが、中腰になると体重の二～三倍の重さが脚の筋肉にかかるのです。これだけの重さがかかれば、脚力を高められます。

しかも中腰をしばらく続けても、血圧が急上昇することはありません。安全に運動できるのです。

図24　エスカレーターに乗りながら脚力トレーニング

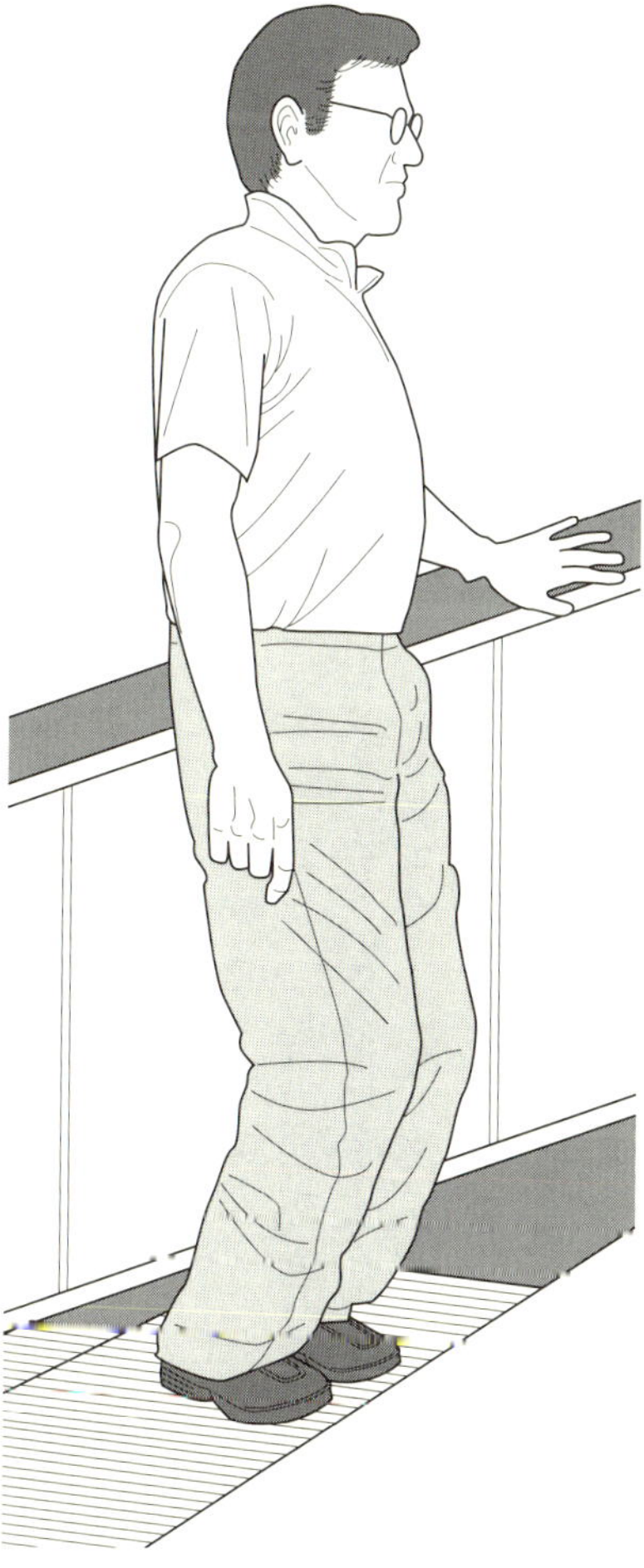

エスカレーターだと他人に見られて恥ずかしい人は、エレベーターを利用して中腰姿勢をとります。エレベーターの壁際に立って中腰姿勢をとっても、まわりの人はほとんど気づくことはありません。

電話をかけながら脚力強化

私は、大学の研究室にいるとき、平均すると一日に一〇回ほど電話をかけます。この電話をかけるときも、私にとっては「ながらトレーニング」の最適タイムなのです。

研究室の電話は、私の手もとには置いてありません。デスクから二メートルほど離れたところに置いてあります。電話をかけるには、席を立って受話器をとることになります。

椅子に座りっぱなしで、すべての仕事が行えるようにはしていません。小まめに体を動かすことができるように、私なりに工夫しているのです。

受話器をとって電話をかけるときは、椅子に座ることはしません。立って電話をかけます。ただし、私の場合には、ただ立って電話をかけているのではないのです。その場で足踏みをしながら、電話をかけています。

太ももが床と水平になるまで、高く上げて足踏みをします。足踏み運動は、大腿部とふくらはぎの筋肉の衰えを防ぎ、強化する効果があります。

図25　携帯電話をかけながら脚力トレーニング

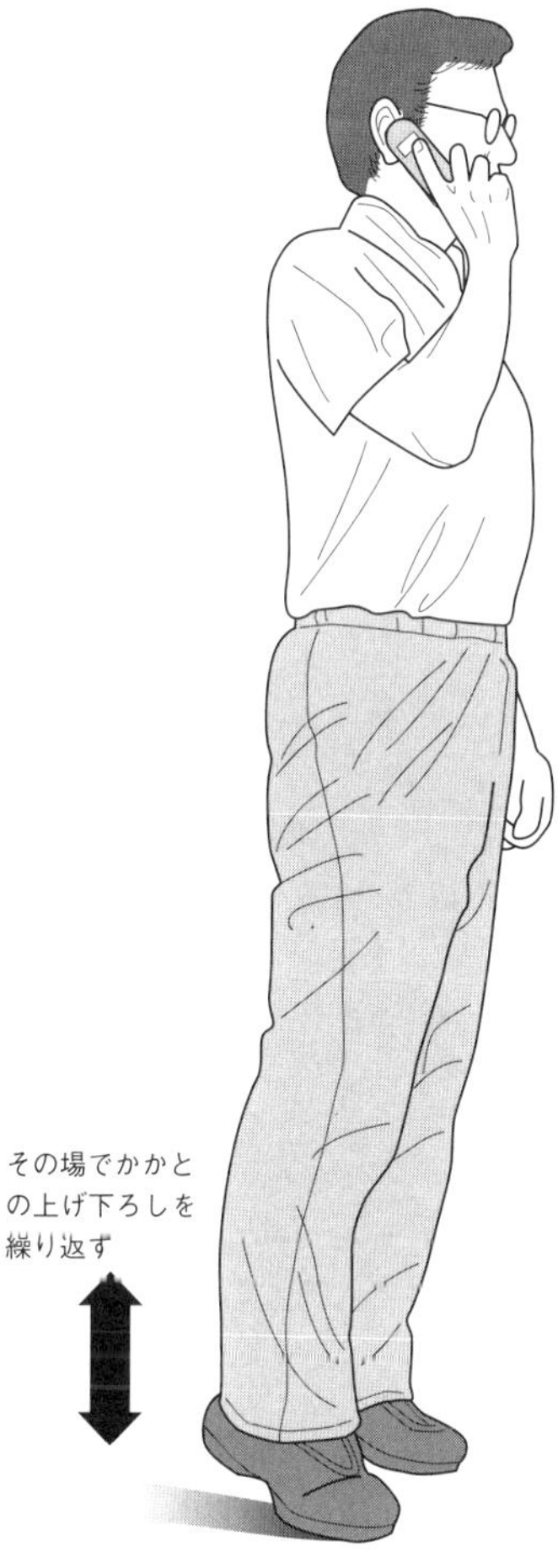

電話が長くなるときは、先にも述べたように、台を利用した踏み台昇降運動をしながら電話をかけるようにしています。

高さ二〇センチの丈夫な木製の箱が、研究室にあります。電話中に、この箱にのぼったり降りたりする踏み台昇降運動を行っているのです。

高さが二〇センチでも、体重を支えたり移動するために脚の筋肉には大きな負荷がかかります。その場歩きよりも、脚力強化には効果的です。

ただし、運動不足の人は、まずその場歩きから始めてください。脚力がついてきてから、踏み台昇降運動をすることが、安全のために必要です。

屋外で携帯電話をかけるときは、その場でかかとの上げ下ろしを繰り返すようにしています（図25）。

この運動は、ふくらはぎの筋肉を強化します。

年をとると、ふくらはぎの筋肉が衰えます。この筋肉が衰えると姿勢の保持ができなくなり、転倒事故を起こしやすくなります。年をとってきたら、ふくらはぎの筋肉が衰えないように運動させることが必要です。

テレビを見ながら脚力強化

日本人にとって、テレビを見ることは情報を得るだけではなく、たいせつな娯楽にもなっています。

今では、二四時間、テレビ番組を見ることができます。好きな時間に、ＤＶＤなどで映画鑑賞をすることもできます。

日本人がテレビを見る時間は、平均すると一日四時間だそうです。しかも、テレビを見る時間は減るどころか年々増えているのです。

テレビを見るとき番組に集中するのはときどきのことで、たいていは何かをしながら見ています。新聞や雑誌を読みながら、お菓子を食べながら、家族や友人と話をしながら、食事をしながらテレビを見ています。

何かしながら番組を見られるのが、テレビを見る時間を長くしている一つの原因だと思います。

私も、テレビをよく見ます。そして、多くの人たちと同じで「ながらテレビ鑑賞」です。本を読みながら、家族と話しながらテレビを見ています。そして、気が向くと「ながらトレーニング」を行います。

椅子に座ってテレビを見ながら、両膝の間にはさんだクッションを全力で押します（図26）。そのまま七秒間保持します。太ももにある筋肉を強化できます。五秒間の休みをはさんで三〜五回繰り返します。

これは、一、二分で終わる運動です。しかも、脚力を高める効果があります。老いない体をつくるための運動は、短時間に楽に行えることが必須条件です。

この運動はテレビを見ているときだけではなく、仕事中でも家事をしながらでも行えます。その気になれば、どこでも行えるからこそ継続できるのです。

乗り物で移動しながら脚力強化

運動不足を解消するために、バスや電車で通勤している人の中には、一駅手前で降りて

図26　テレビを見ながら脚力トレーニング

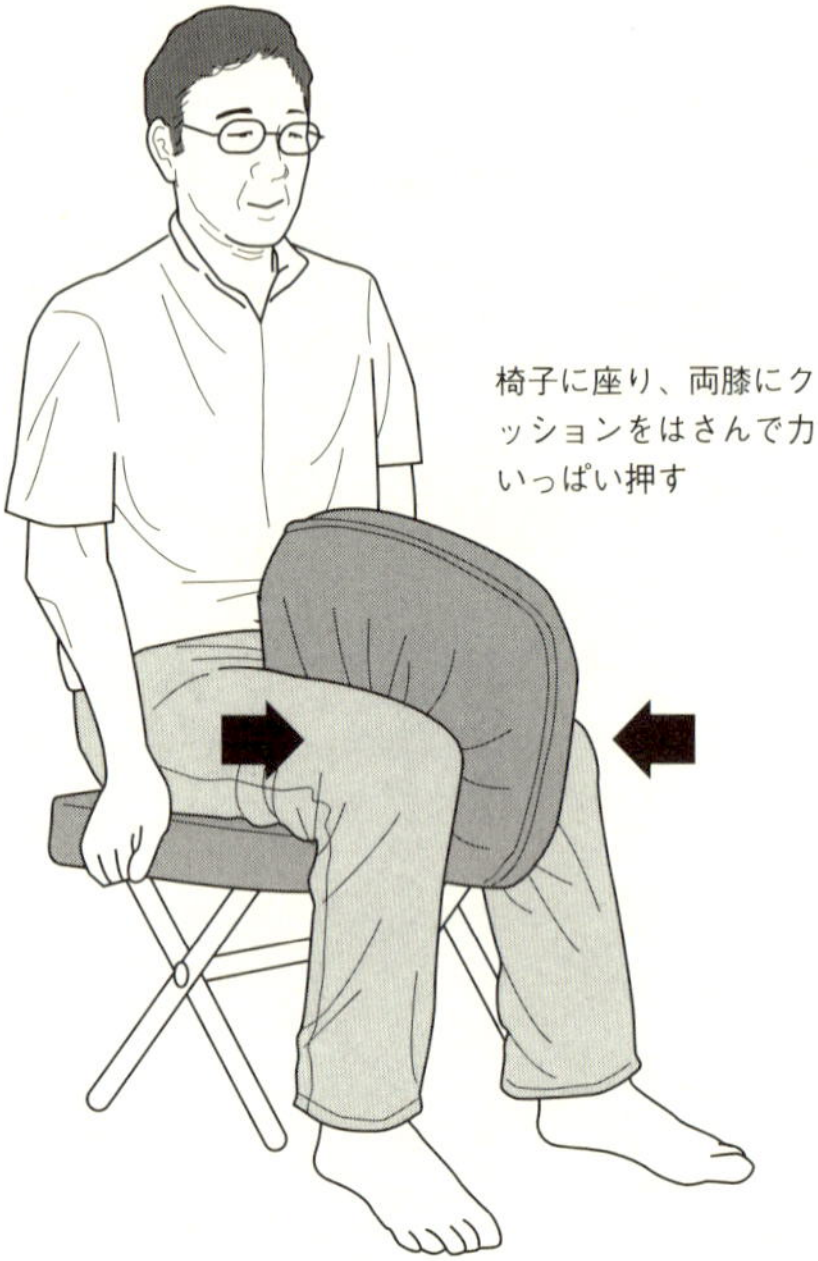
椅子に座り、両膝にクッションをはさんで力いっぱい押す

押し合ったまま7秒間保持。5秒間の休みをはさんでこれを3～5回繰り返す。

職場まで歩いている人たちがいます。

　これなら、わざわざ運動のための時間をとる必要はありません。「ながらトレーニング」の代表的な例です。

　しかし、一駅前で降りて歩くのは、暑い日だと汗が出るし、寒い日だと冷たい空気に触れてつらいものです。雨の日だと、洋服が濡れたり、傘で視界がさえぎられて交通事故にあう危険性もあります。

　こんなことを避けるには、電車やバスに乗ったまま脚力強化の運動をすればよいのです。

　座席に座れたときは、両脚を押し合う運動をします（図27）。

　座席に浅めに座ります。両膝を直角に曲げたまま、右足のアキレス腱の部分と左足首の前の部分とを重ねます。この姿勢を保ったまま、右脚の膝をさらに曲げるようにし、左脚の膝を伸ばすようにして、両足首を全力で押し合うのです。このとき、膝は直角に曲げられたままです。全力で押し合ったまま七秒間保持します。左右の脚を入れ替えて、同じ方法で両足首の押し合いをしましょう。それぞれ、三〜五回繰り返します。

　力を入れている間は、ゆっくり呼吸しましょう。呼吸を止めて力を入れると、血圧が急上昇することがあるからです。

　脚力を衰えさせたくない人は、電車やバスの中で立っているだけでもよいのです。乗り物が揺れても安定した姿勢を保つようにすれば、脚の筋肉の運動になるからです。混んでいる車内であれば、他の人から押されることもあります。これに耐えることも、脚力強化になります。

脚力が衰えている人は、楽をしすぎなのです。体は楽をさせるときはうんと休ませる、

図27　電車やバスの中でもできる脚力トレーニング

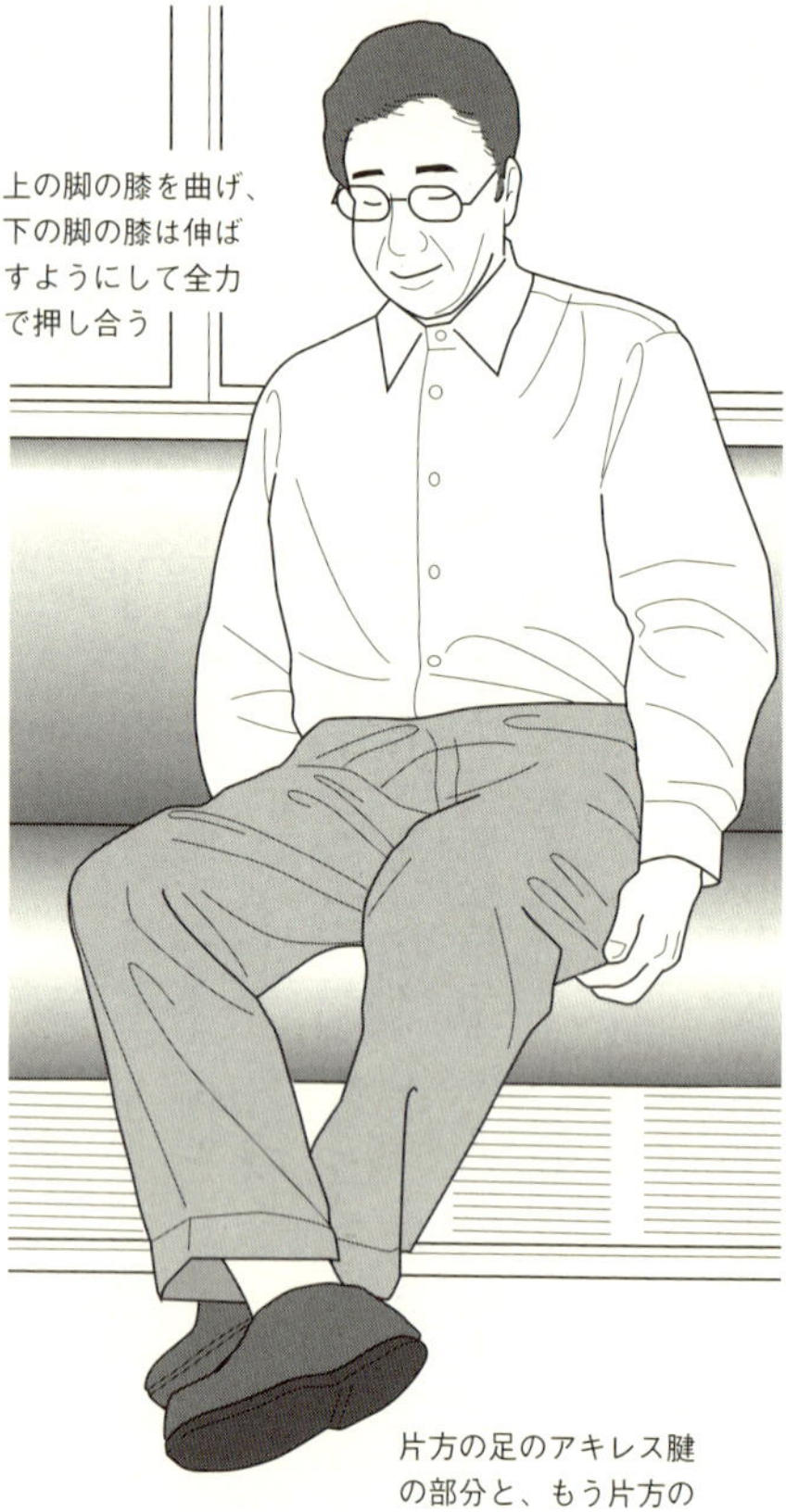

上の脚の膝を曲げ、下の脚の膝は伸ばすようにして全力で押し合う
片方の足のアキレス腱の部分と、もう片方の足首の前部分を重ねる

押し合ったまま7秒間保持。左右の足を入れ替えて同様に行う。左右を1セットとして、3～5セット行う。

負荷をかけるときは適度にかけるといった、メリハリをつけないと、健康な状態を維持できないのです。

仕事で脚をよく使う人は、電車やバスの中で座席に座るのもよいでしょう。しかし、一日ほとんど立ったり歩いたりしない人は、電車やバスに乗りながら脚力強化の運動をするようにしましょう。

着替えをしながら脚力強化

動物のように全身が毛でおおわれていない人間は、衣服を着て寒さやケガから体を守らないといけません。

おそらく、衣服を身につけるようになった私たちの祖先は、体を守ることが衣服を着るいちばんの目的だったのでしょう。

その目的は現代人にもあてはまります。それ以外に、おしゃれをするとか、他人の前に裸をさらけ出さないといった目的もあります。

いずれにしても、私たちはズボンをはいたり脱いだり、あるいは靴下をはき替えたりすることを日常的に行っています。

着替えをしながらでも、脚力強化の運動ができます。

図28　靴下をはきながら脚力トレーニング

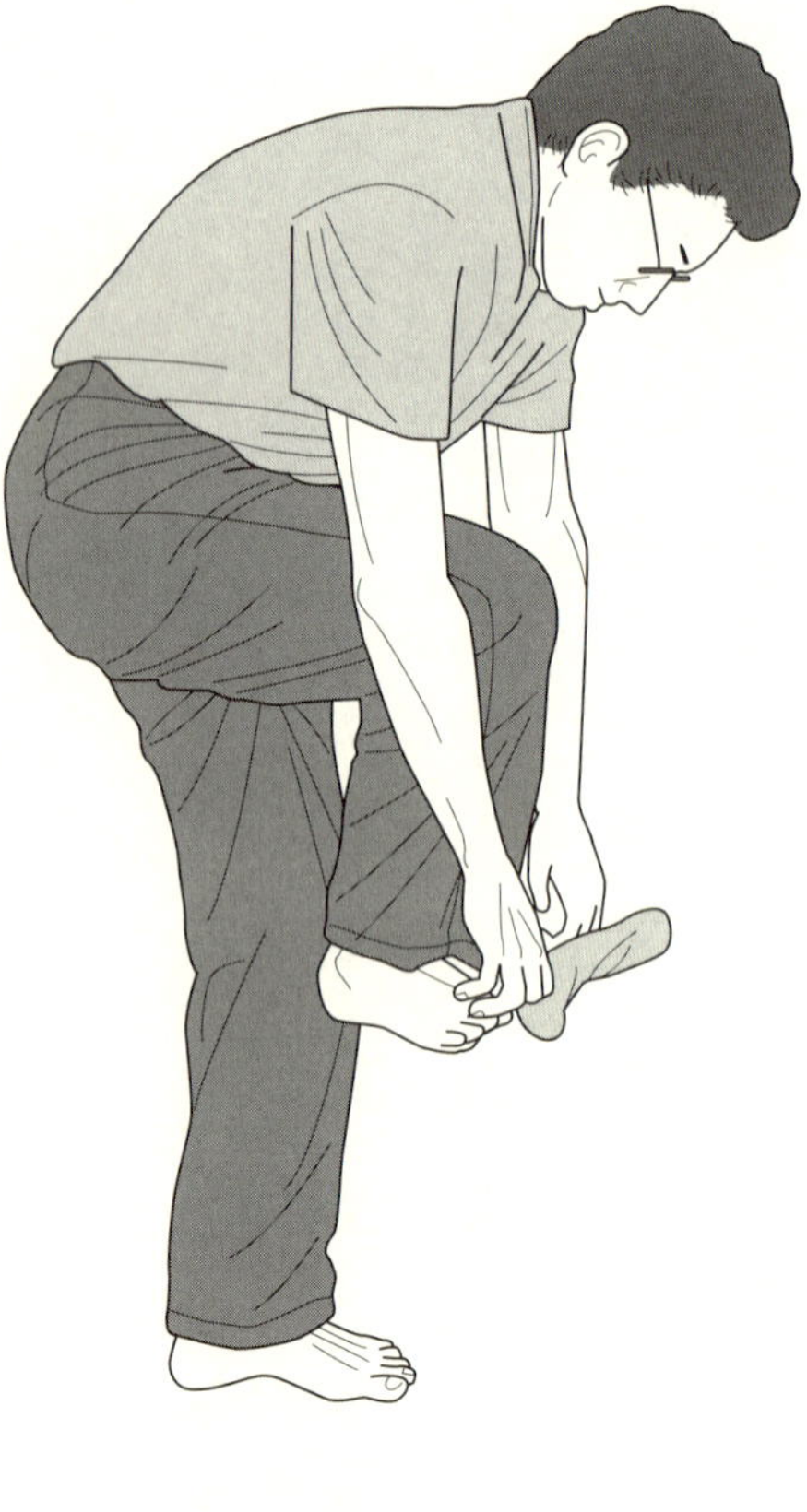

一本の脚で立つことが脚力強化になる。また、バランス能力の衰えを防ぐ運動にもなる。

ズボンや靴下の着脱を、床や椅子に座って行っている人がいます。これでは、脚力強化になりません。

ズボンや靴下をはいたり脱いだりするときは、立って行うのです（図28）。

ズボンや靴下の着脱を立って行うとき、片方の足を床から離して、一方の脚だけで立つことになります。これが脚力強化になるのです。

両脚で立っているときは、体重は左右の脚に分散されます。両脚均等に立つときは、それぞれの脚には体重の半分がかかるのです。

片方の脚だけで立てば、体重のすべてがその脚にかかります。これが負荷になって、脚の筋肉を鍛えることができるのです。

片方の脚だけで立つことは、バランス能力の衰えを防ぐ効果もあります。

体のバランスをとる能力は、四〇歳をすぎるころから一気に衰えてきます。バランスの衰えは、ふだん、あまり気になりません。しかし、つまずいたり階段を踏みはずしたりすると痛感します。倒れかけたり、実際に転倒するからです。

着替えをしながら片脚立ちトレーニングを行うようにすれば、こういった脚力やバランス能力の衰えを防いだり強化することができるのです。

人待ちしながら脚力強化

私は人と待ち合わせをするときは、できる限りカフェを待ち合わせ場所にするようにしています。時間を有効利用するためです。

私は、一時間前までには約束のカフェに着くようにしています。

席に着いたら飲み物を注文し、それを一口飲んだら脚力トレーニングです。先ほど一五三ページで紹介した両足首を重ねて全力で七秒間押し合う運動を三〜五回繰り返します。運動が終わったら、読書です。夢中になって本を読んでいても、約束した人が私を見つけてくれます。約束を破ることはありません。

カフェで待ち合わせることができないこともあります。そんなときは、待ち合わせ場所の付近にあるカフェで読書をしながら、時間をつぶします。

そして、約束の時間よりも一五分ほど前に待ち合わせ場所に着くようにしています。約束の時間までの一五分間が、脚力強化のための運動時間です。

両足のかかとをつけたまま、足先をできるだけ横へ向けます（図29）。両膝もつけるようにして、脚全体に力を入れながら七秒間立ち続けます。この運動を五〜一〇秒間の休みをとりながら、三〜五回繰り返すのです。

太ももの筋肉に大きな力が入り、脚力低下の予防や脚力の強化に効果的です。

自立した日常生活を送ることができる原動力は脚力です。その脚力が衰えると、立ったり移動することが困難になり、生活の質は落ちます。若さも失われていきます。

脚力を衰えさせないためには運動しないといけませんが、その運動は人を待っている間でもできるのです。要は、やる気だけです。

運動はいくら理論がわかっても実践しなければ、実際に効果をもたらしてはくれません。運動といってもスポーツ着に着替えてフィットネスクラブに行く必要はないのです。老いない体をつくるための運動は、人待ちしながらでもできるのです。

図29 人待ちしながら脚力トレーニング

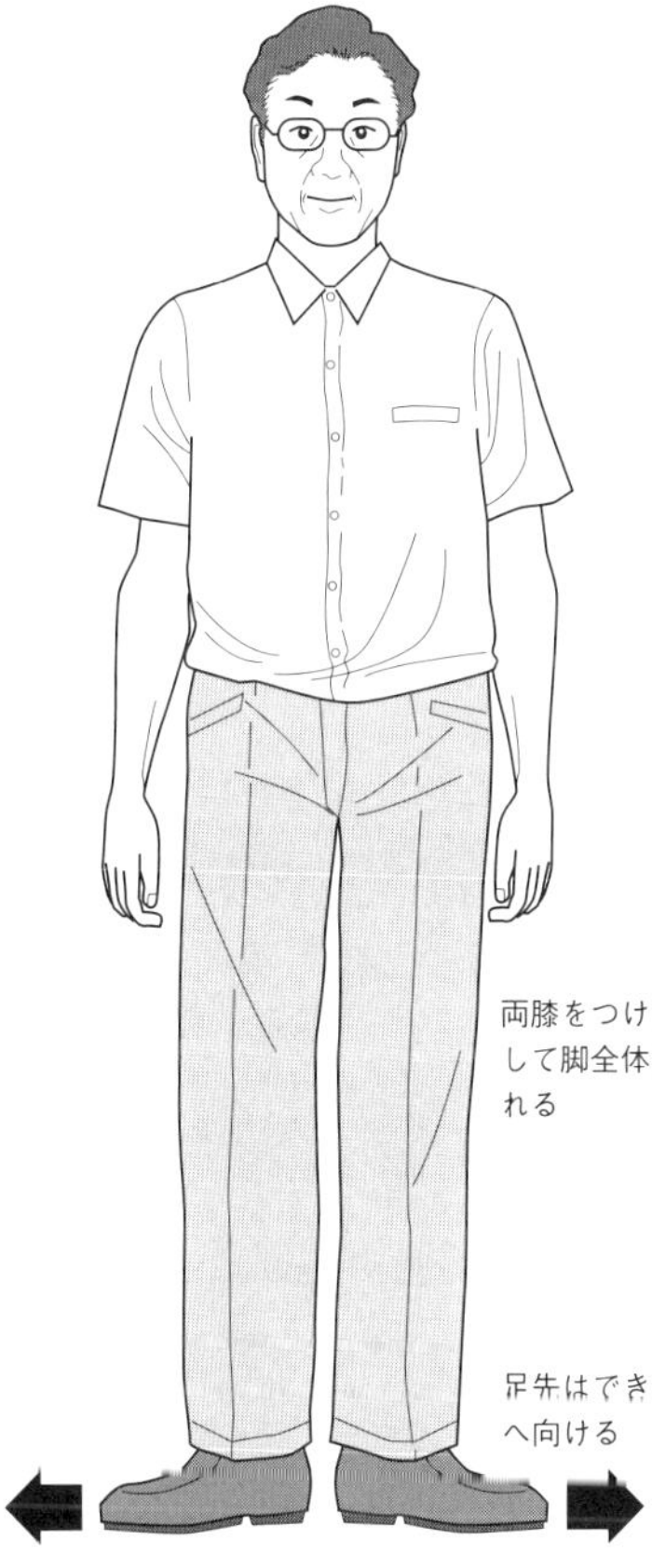
両膝をつけるようにして脚全体に力を入れる
足先はできるだけ横へ向ける

この姿勢を7秒間保持。5～10秒間の休みをはさみながら3～5回繰り返す。

VII

生活習慣病に縁のない体をつくる

生活習慣病は若さを失わせる

生活習慣病は、その名前の通り、生活習慣が原因で起こる病気のことです。偏食などのバランスの悪い食事、喫煙、アルコールの飲みすぎ、睡眠不足、運動不足といった習慣が続くと、さまざまな症状が現れてきます。

生活習慣病の代表的な症状は、肥満、高血圧、骨粗鬆症、糖尿病、高脂血症、心臓病などです。

生活習慣病が社会的に大きな問題となっている背景には、この病気は完治が難しいということがあります。

たとえば、食べすぎや運動不足などで高血圧になったとしましょう。高血圧の症状が軽いうちは、食事を制限したり運動することによって血圧は下がってきます。血圧が高くなりすぎると、降圧剤によって血圧を下げる処置がとられます。

食事を制限して運動を続けたり、薬をとっている間は、血圧の上昇を抑えることができます。

ところが、血圧が下がったというので、食事の制限や運動、あるいは服薬をやめると、血圧は再び上がってきます。すなわち、完治していないのです。

いったん生活習慣病になったら、正しい生活習慣を続けないと症状が現れてくるのです。生活習慣病は、若さを失わせる原因でもあります。

私たちが若さを失う最大の敵は病気です。病気になると体力が衰えて、元気がなくなります。病気が長引くと、心理的ストレスが強くなって積極性が失われてきます。家族や友人との接触も少なくなり、閉じこもりがちになります。老いない体をつくるには、病気にならないことがたいせつです。

かつては、早期発見・早期治療がたいせつだといわれていました。しかし、これは病気になってからの対策です。生活習慣病のように完治の難しい病気では、早期発見・早期治療よりも病気にならないための予防が重要なのです。

生活習慣病を予防するためにとくにたいせつなこととして、次の五つをあげることができます。

①食べすぎや偏食に注意して、栄養のバランスがとれた食事を腹八分目にとる。
②十分な睡眠や休養をとり、過労にならないようにする。
③タバコを吸わない。
④アルコールを飲みすぎない。
⑤定期的に運動を行う。

老化を早める生活習慣病を予防するには、少なくともこの五つのことを守らなければいけません。その気になれば、誰にだってできることばかりです。

しかし、どれも正しい方法で行わなければ効果を上げることはできません。たとえば運動です。

生活習慣病予防のために最適な運動はウォーキングです。現在、日本で健康のためにウォーキングを行っている人は三〇〇〇万人とも四〇〇〇万人ともいわれています。

これだけたくさんの人がウォーキングを行っているのに、正しい方法で歩いている人は少ないと思います。

基本のウォーキング姿勢で歩くことばかりが普及して、目的に合った歩き方をすることのたいせつさが知られていないからです。

ウォーキングで生活習慣病を予防するには、それぞれの症状に合わせた歩き方をしないと、効果は現れにくくなります。

生活習慣病を予防するためのウォーキング方法を紹介しましょう。

高血圧を予防するためのウォーキング法

血圧の高い状態が続くと、血管の壁はたえず大きな圧力を受けます。

血管の壁は筋肉でできています。大きな圧力が血管の壁に加わるということは、血管の壁をつくっている筋肉に負荷が加わっていることを意味します。

血圧が高い状態が続くのは、血管の壁をつくっている筋肉にとってはトレーニングをしていることと同じことになるのです。

高血圧というトレーニングにより、血管の壁は厚く硬くなってきます。いわゆる動脈硬化になるのです。

動脈硬化が続くことは、脳梗塞、心筋梗塞、大動脈瘤、腎硬化症、眼底出血などの原因となります。

血圧を高くしすぎないことが、健康で元気な体を維持するためには必要です。

日本高血圧学会の定義によれば、最高血圧一三〇ミリ以下、最低血圧八五ミリ以下を正常血圧としています。理想は、最高血圧一二〇ミリ以下で最低血圧八〇ミリ以下です。最高血圧が一四〇ミリ、最低血圧が九〇ミリを超えると、高血圧と判定されます。

高血圧は、日本人にとっては珍しい病気ではありません。高血圧患者は、およそ三〇〇〇万人いると推定されています。成人三人に一人の割合です。

高血圧を予防するための最適な運動として、ウォーキングが勧められています。実は、運動が高血圧の予防に役立つことがわかったのは最近のことです。

しばらく前までは、運動が高血圧の予防に役立つと自信を持っていうことはできませんでした。運動が高血圧予防に役立つことを証明する決定的な科学的裏づけがなかったからです。

ところが最近、運動によって血圧が下がることと、その仕組みが明らかになってきました。ウォーキングのような軽い有酸素運動が、血圧降下にとって効果的だということもわかってきました。

高血圧を予防するためには、呼吸が苦しくならない軽い有酸素運動が効果的なのです。筋肉トレーニングのように筋肉を強く収縮させる運動ではダメです。バーベルなどの重量物を持ち上げるような筋肉トレーニングでは、筋肉が強く収縮して末梢にある血管を圧迫します。そのために、運動中や運動直後に血圧は急上昇します。

ダッシュする運動も、息を止めたまま大きな力を出すので、血圧を高めすぎて危険です。精神的ストレスが強くかかる運動も、高血圧予防のための運動としては不適当です。勝ち負けを意識しすぎることも、精神的興奮が高まって血圧を上昇させます。

のんびりした気持ちで運動すれば、血圧が急上昇することなどありません。ところが、相手に勝とうなどと意識しすぎると、血圧は急上昇します。

高血圧を予防するための運動は、大きな力を出さず、息を止めることもなく、しかも精神的ストレスのかからないものが最適です。

そういう意味でもっとも好ましい運動は、リラックスした気分で行うウォーキングです。高血圧を予防するために行うウォーキングは、強度を軽くすることがポイントです。

低強度（全力の五〇パーセント）と高強度（全力の七五パーセント）でトレーニングを行わせたところ、血圧を下げる効果は低強度のほうが大きいことが明らかにされています。五〇パーセントの強度は、比較的楽だと感じる程度です。

高血圧を予防するためにウォーキングを行うときは、決して速度を上げたりしないで、楽だと感じる強度を守るようにして歩くことです。

そのためには、一人でウォーキングを行うことを勧めます。家族や友だちと一緒にウォーキングを行うと、他人のウォーキング速度に合わせようと無理することがあるからです。高血圧の予防ウォーキングは、一人で、自分のペースを守り、のんびりと行うのがよいのです。

基本のウォーキングフォーム（四五ページ参照）のように腕を大きく振る必要はありません。腕を大きく振りすぎると、ウォーキング中に血圧が高くなります。

歩幅も広くしないことです。ふだんより一〇センチほど狭くてよいのです。

高血圧予防のためのウォーキングは、腕を大きく振らず、歩幅も狭めで、ダラダラ歩く感じでよいのです（図30）。

　重い荷物を持って歩くことも勧められません。運動の負荷が強くなりすぎて、血圧を上昇させてしまうからです。できるだけ身軽にして歩きましょう。

　体を強く圧迫する衣服を着て歩くのも、よくありません。衣服の圧迫で血管がおさえら

図30　高血圧予防のためのウォーキング

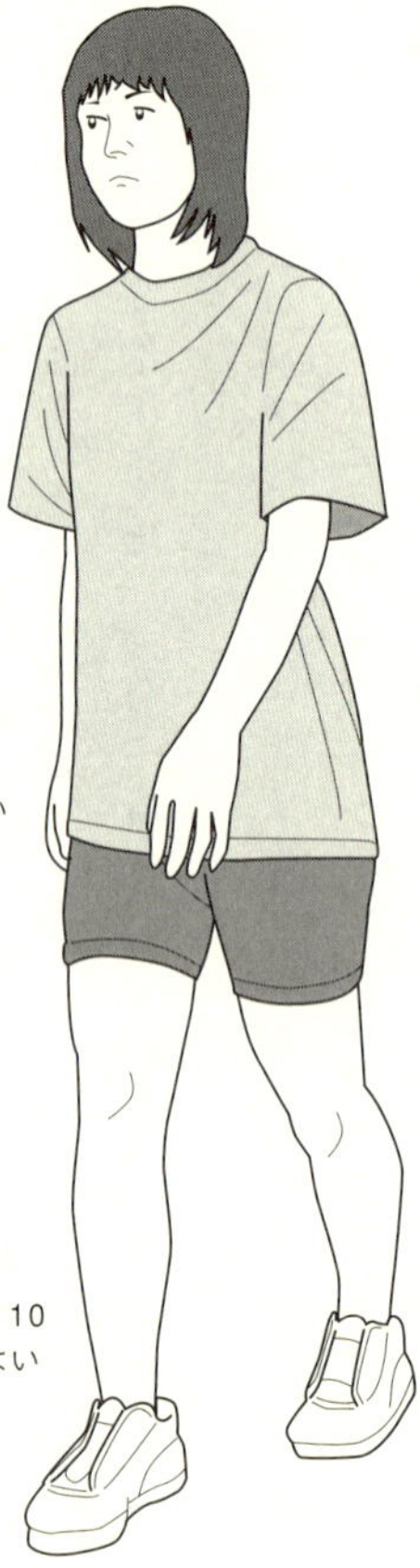
腕は大きく振らない
歩幅はふだんより10センチほど狭くてよい

一人で自分のペースを守り、ダラダラ歩く感じでのんびり行うのがよい（楽だと感じる強度）。なるべく平坦な道を歩くようにする。

れ、血圧が上昇するからです。体を圧迫しない、ゆるやかな衣服を着て歩くようにしましょう。

高血圧の人が血圧を下げるためにウォーキングを行うときは、平坦な道で行うようにします。階段、とくにのぼりを利用してウォーキングを行うことは避けてください。階段をのぼると、血圧は二〇ミリほど上がります。急ぎ足で階段をのぼると、血圧は二〇〇ミリを超えることがあります。

高血圧の人が運動するときは、運動中に血圧を急上昇させないようにしないといけません。血圧が急上昇すると、心臓や血管に大きな負担をかけてしまいます。

また、寒い日に外でウォーキングすることも避けましょう。体に冷たい空気が触れると、全身の毛細血管が収縮して血圧を上昇させるからです。

寒い日は、暖房をきかせた部屋で、呼吸が苦しくならない程度で、一〇分ほどその場歩きをするとよいでしょう。

どうしても外を歩くときは、家を出る前に帽子、マスク、マフラー、手袋、防寒着をつけましょう。ウォーキングをしているうちに体が温まってきたら、身につけているものを一つずつとっていけば血圧の急上昇を防ぐことができます。

血圧を急上昇させないで運動する、これが高血圧を予防するための運動方法でぜひ守らないといけないことです。

高脂血症を予防するためのウォーキング法

血液の中には、血中脂肪という脂肪があります。血中脂肪には、コレステロール、リン脂質、中性脂肪、遊離脂肪酸などがあります。いずれの血中脂肪にも、重要な役割があります。

コレステロールは、体のさまざまな働きを滑らかにするホルモンや、消化や吸収に役立つ胆汁酸の材料です。リン脂質は脳をつくる成分です。中性脂肪や遊離脂肪酸はエネルギー源です。

このように、血中脂肪は健康な体を保つためにたいせつな物質なのです。だからこそ、いつも適当な量の血中脂肪がないと困ります。

しかし、脂肪が多ければよいというものでもありません。血中脂肪の量が過剰になると、動脈硬化、脳梗塞、心筋梗塞、糖尿病、高血圧といった病気が起こりやすくなります。

高脂血症を予防するための第一歩は、肉、卵、バターなどの動物性脂肪をとりすぎないことです。

動物性脂肪には、飽和脂肪酸が多く含まれています。飽和脂肪酸は、体の中で脂肪になりやすいのです。飽和脂肪酸をとりすぎると、血中脂肪が増えるのです。植物油やサバ、イワシなどの魚には、血中脂肪になりにくい不飽和脂肪酸が多く含まれています。植物油や魚をとることが勧められているのはこのためです。

血液中の脂肪の三分の一は、食物から直接とり込んだものです。残りの三分の二は、食物からとった脂肪や糖分を材料にして、体内でつくられたものです。つまり、中性脂肪の大部分は、食事でとった栄養が材料になっているのです。

食事で動物性脂肪や糖分のとりすぎに注意することにウォーキングを加えると、高脂血症の予防効果が高まります。

これまでの研究から、短距離走のような無酸素運動よりも、ウォーキングのような有酸素運動が善玉コレステロール値（ＨＤＬ）を増やす効果が高いことがわかっています。善玉コレステロールは、体にとって好ましくない働きをする悪玉コレステロールを減らしてくれます。

高脂血症を運動で予防するには、酸素を十分にとりながら行うウォーキングが好ましいのです。

高脂血症予防のためのウォーキングは、強度が中程度であることが望ましいといわれています。具体的には最大の運動量の五〇パーセントぐらいの強度で歩くとよいでしょう。

運動時の脈拍が「138－(年齢÷2)」ほどが目安です。年齢が六〇歳の人なら、「138－(60÷2)＝108拍／分」の脈拍でウォーキングを行えばよいのです。

脈拍を目安にすることが難しい人は、呼吸の感じを目安にしてください。歩いているときの呼吸が「比較的楽である」と感じる程度でウォーキングを続ければよいのです。苦しく感じたら速度を落とすことです。

高脂血症を予防するためのウォーキングでは、何はともあれ、脂肪を燃焼させる酸素を十分にとって歩くことがポイントです。

強度の目安が決まったら、次は運動時間です。

どんな運動でも、体を動かし始めたころは糖が主なエネルギー源になっています。運動時間が長くなるにしたがって、エネルギーの主役は脂肪へと替わっていきます。運動を開始して一五分ほどたつと、脂肪が十分に利用されるようになります。

したがって、高脂血症を予防するには脂肪が十分に燃えてくる一五分以上は歩き続けることです。

呼吸が楽な速度で、一日に三〇分間のウォーキングを、週に三回以上続けることが高脂血症予防に役立つといわれています。

一日の歩数が多いほど、高脂血症予防に役立ちます。一分間のウォーキングでの歩数はおよそ一〇〇歩です。高脂血症を予防するための目標歩数は一日一万歩。呼吸が苦しくならない程度の速度で歩くとして、九〇〜一〇〇分歩き続けるとおよそ一万歩になります。

糖尿病を予防するためのウォーキング法

人間が生命活動を維持したり、元気な体を保つには、エネルギーが必要です。エネルギーが不足すると、活発に体や脳を働かせることはできません。

人間にとってもっとも重要な燃料は糖です。糖は、脂肪やタンパク質に比べてエネルギーとして利用しやすいからです。

とくに脳にとっては糖が必要です。脳が利用できるエネルギー源は糖だけだからです。

体にとって必要なエネルギーを枯渇させないために、私たちが毎日食べている食物の半分は糖です。

老いない体をつくるためには、エネルギー源である糖が必要です。しかし、体内の糖が増えすぎると健康障害が起こります。糖尿病です。

糖尿病になると、全身のさまざまな臓器がダメージを受けます。とくに傷害を受けやすいのは、神経、網膜、腎臓です。

糖尿病になると、全身の神経障害が起こり、足先や手先のしびれとか麻痺が発症します。

痛み、足の冷え、脱力、勃起障害、生理不順、便秘や下痢、立ちくらみといった症状が起こってきます。

　糖尿病による網膜症は、成人の失明原因の第一位です。年間、約三〇〇〇人もの人が糖尿病のために失明しています。網膜症になると物がゆがんで見える、目の前にないはずのヒモや点が見える、視力が落ちるなどの症状が現れます。

　糖尿病は腎臓の働きも悪くさせます。腎臓の働きが悪くなると、だるい、疲れる、脚がむくむ、貧血になる、息苦しいといった症状が起こってきます。状態がひどいときは人工透析が必要になります。

　そのほかに、壊疽《えそ》で脚を切断しなければならないこともあります。心筋梗塞や脳梗塞の危険性も高まります。感染症にもかかりやすくなります。

　このように糖尿病は全身の至るところに悪影響を及ぼすのです。

　糖尿病を予防するには、血液中の糖を筋肉などへ運ぶ能力を高めることです。そのために役立つのがウォーキングのような有酸素運動です。

　食事でとった糖は分解されてブドウ糖になります。ブドウ糖は血液によって全身の細胞に運ばれ、エネルギーとして利用されます。

　血液中のブドウ糖は、トラックのような運搬車に乗せられて必要な細胞に運ばれるのです。この、ブドウ糖を運ぶ運搬車のことをグルコース輸送担体と呼びます。

ブドウ糖を運ぶ運搬車が減ると、当然、細胞で利用されるブドウ糖も減ってきます。そのために、運ぶことができなかったブドウ糖が血液の中で増えていき、その結果、糖尿病になるのです。

糖尿病を予防するには、ブドウ糖を運ぶ運搬車の数を増やすことが必要です。この運搬車の数は、運動によって決まります。運動不足になると運搬車の数が減ります。

逆に、ウォーキングのような有酸素運動を継続して行うと、運搬車の数が増えていきます。

糖尿病を予防するためのウォーキングを行うときは、ふだんの歩き方で十分です。ただし、呼吸が苦しく感じるほど、強度を上げないようにすることです。

運動の強度が強すぎると、インスリン拮抗ホルモンが分泌されて、血糖値を上げてしまうからです。

運動のタイミングは食後です。食後二〇～三〇分のウォーキングが理想だと考えられています。

糖尿病を予防するためのウォーキングでは、強度や時間よりも頻度が重要です。一日の中で歩く回数を増やすこと、そして週に五日は歩くようにしましょう。

これが無理なら、最低一五分のウォーキングを一日二回に分けて行ってもよいでしょう。もちろん、この場合も週に五日はウォーキングを行うようにします。

冠動脈疾患、糖尿病性腎症、糖尿病網膜症を合併している人は、ウォーキングを始める前に専門医と相談して、運動の可否を決めてください。無理は禁物です。

骨粗鬆症を予防するためのウォーキング法

全身には二〇六個の骨があります。頭の骨が二二個、舌の骨が一個、耳の骨が左右に六個、脊椎骨が二六個、胸部の骨が二五個、肩から手の先までの上肢が六四個、骨盤と左右の下肢が六二個の合計二〇六個です。

全身を形づくっている骨には、次のような五つの重要な働きがあります。

①建物の柱のように体を支える。
②脳、心臓、肺臓、内臓などの柔らかな臓器を保護する。
③筋肉が収縮する力を受けて手足などを動かす。
④神経の伝達、筋肉の収縮、血液の凝固などに必要なカルシウムを貯蔵する。
⑤骨の中にある骨髄という部分で血液をつくる。

骨を皮膚の上から押すと、硬くて丈夫そうに感じます。ところが、そうとばかりはいえません。

骨をつくっている細胞には、骨芽《こつが》細胞と破骨《はこつ》細胞があります。骨芽細胞は、カルシウムを利用して骨をつくる働きをしています。破骨細胞は、骨を溶かして破壊します。

骨芽細胞よりも破骨細胞の働きが活発になると、骨粗鬆症になるのです。

骨粗鬆症になると、骨が折れやすくなります。これでは、若々しく活発に体を動かすことはできません。

骨粗鬆症を予防するには、まず、骨の材料であるカルシウムを食事で十分にとることです。

同時に、塩分をとりすぎたり、アルコールを飲みすぎたり、コーヒーを飲みすぎないようにすることです。

塩分をとりすぎると、尿から排出されるカルシウムの量が増えます。コーヒーの主成分であるカフェインも、尿からのカルシウム排出を増加させます。アルコールの飲みすぎは、ビタミンDの代謝障害を起こします。ビタミンDは、骨にカルシウムをとり入れるのを促す役目があります。

そして、何よりも運動不足が骨粗鬆症の大きな原因となります。

食事で体内にとり込んだカルシウムを骨の中に十分に吸収させるには、骨に大きな力を瞬間的に加えることが必要です。

したがって、骨粗鬆症を予防するためには、ただウォーキングをすればよいのではありません。骨に大きな力が加わるように歩くことが要求されます。

日ごろ運動不足の人が、骨粗鬆症を予防したいために、骨に大きな力を加える運動を突然に行うと、腰、膝、足首などの関節を痛めることがあります。

運動不足の人は、まず骨粗鬆症予防のための「椅子ウォーキング」から始めましょう（図31）。

椅子に浅めに座ります。一方の太ももを少し高めに持ち上げたら、その脚を思いきり振り下ろして、足裏全体で床を強くたたきつけます。もう一方の脚でも同じ運動をします。ウォーキングのようにリズミカルに左右の足裏で交互に床を強く踏みつけます。左右それぞれ一五歩を目安に行います。

椅子ウォーキングを三週間ほどしたら、今度は「ドスンドスンウォーキング」です（図32）。

膝を曲げて太ももを高く引き上げます。そして、できるだけ勢いよく地面に足をたたきつけるように着地します。着地はかかとで行います。歩幅はふだんより広めにしましょう。ドスンドスンと地面を踏みつけるように、歩いてください。左右それぞれ一五歩です。

図31　骨粗鬆症予防のための椅子ウォーキング

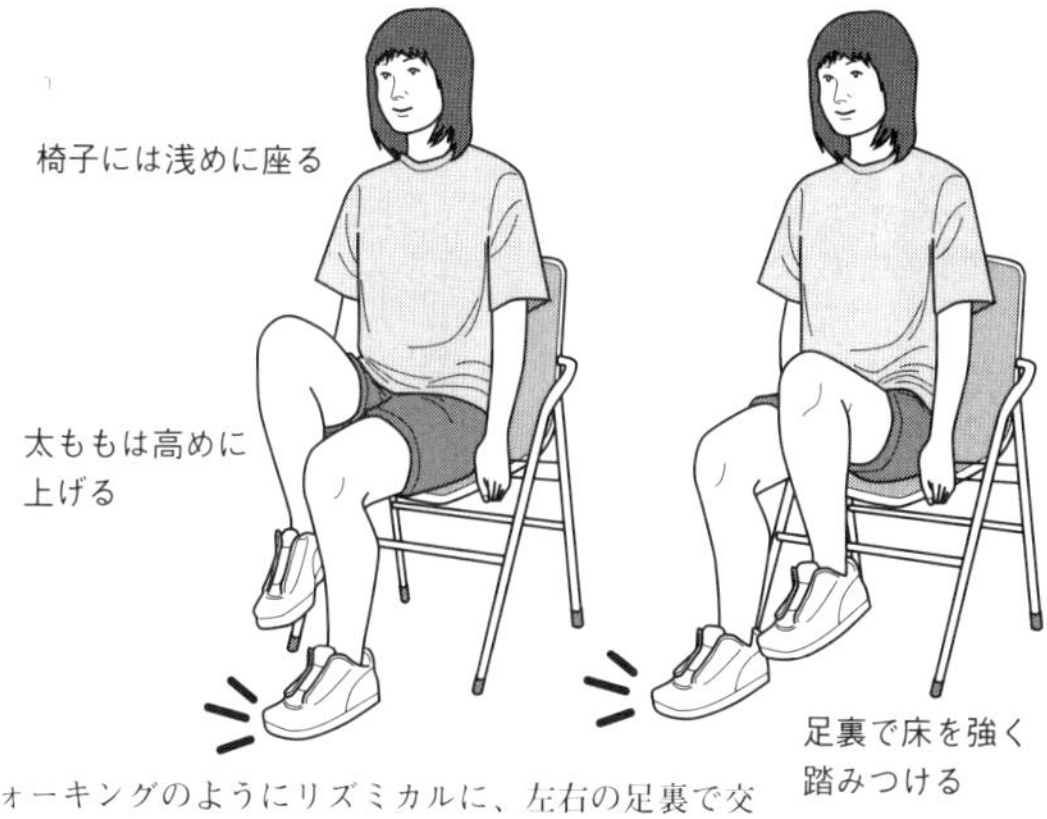

ウォーキングのようにリズミカルに、左右の足裏で交互に床を強く踏みつける。左右それぞれ15歩が目安。

図32　骨粗鬆症予防のためのドスンドスンウォーキング

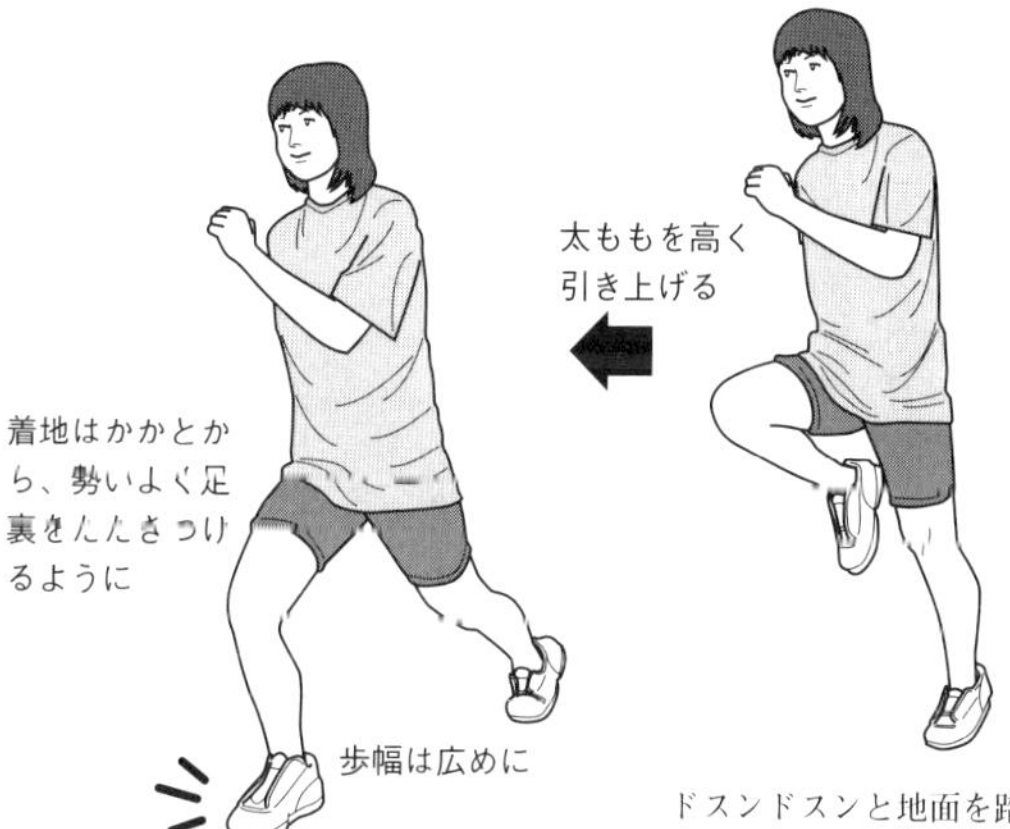
太ももを高く
引き上げる
着地はかかとか
ら、勢いよく足
裏をたたきつけ
るように
歩幅は広めに

ドスンドスンと地面を踏みつけるように、左右15歩ずつ歩く。

骨粗鬆症を予防するには、このようなウォーキングに「その場ジャンプ」を加えると効果が一層高まります。

両足を肩幅くらいに開きます。膝を中くらいまで曲げたら勢いよく真上にジャンプします。最低五回ジャンプを繰り返してください。

骨粗鬆症を予防するためには、大きな力を骨に加えないと効果が現れません。しかも、力を加える回数は多いほど効果が高まります。

とはいっても、繰り返し回数が多すぎると骨や関節を痛めることがあります。安全に骨の運動を行うには、一回の運動のときの繰り返し回数をあまり増やさないで、一日の中で何度も運動するとよいでしょう。小分けして運動することが、骨粗鬆症予防ウォーキングのたいせつなポイントです。

心臓病を予防するためのウォーキング

心臓は、胸の真ん中から少し左下にあります。大きさは握りこぶしより少し大きめ、二〇〇～三〇〇グラムほどの重さです。

この小さな心臓が、生きるために重要な役目を担っているのです。

心臓は、体が必要とする血液を全身に送り出すポンプの働きをしています。

心臓は一回の拍動でおよそ八〇ミリリットルの血液を送り出します。私たちの安静時の心拍数は、平均すると一分間に七〇回です。安静状態のとき、心臓が送り出す血液の量は一分間あたり約五・六リットル、一日あたり八〇〇〇リットルにも及びます。

心臓は、一生の間、休むことなく拍動を続けます。心臓は心筋と呼ばれる筋肉の塊です。心臓の筋肉が動き続けるためには、心臓は心筋にも十分な酸素や栄養を供給しないといけません。この酸素や栄養は血液によって運ばれ、冠状動脈を通して心筋に送られます。

たゆまず働き続ける心臓があるからこそ、私たちは健康に生きることができるのです。ところが、このたいせつな心臓も故障を起こすことがあります。心臓病と呼ばれる障害です。

心臓病というと、かつては心臓の弁の異常である心臓弁膜症がほとんどでした。しかし高齢化が進んだ現代では、狭心症や心筋梗塞などの虚血性心疾患が多くなってきました。

虚血性心疾患とは、心臓をつくっている筋肉へ血液が十分に送られなくなり、その部分の働きが悪くなる病気です。

酸素や栄養を心筋に与えているのは、心臓をとりまいている冠動脈です。冠動脈が動脈硬化になって細くなったり、血の塊（血栓）が詰まると、その先には血液が行き届かなくなります。

冠動脈の血液の流れが悪くなる状態を狭心症、冠動脈が完全に詰まってしまう状態を心筋梗塞といいます。

狭心症の場合は、たいていは胸の圧迫感や痛みなど一時的な発作でおさまります。しかし、狭心症が進行して心筋梗塞を起こすと失神するような激しい痛みに襲われたり、最悪の場合には心臓の停止を招くことがあります。

心臓病を運動によって予防するには、ウォーキングが最適です。基本は、呼吸が楽だと感じる程度の速度で、三〇分歩き続けることです。

心臓病の人や、その疑いがある人は、ウォーキングを始める前に医師にウォーキングの是非を必ず相談してください。

必要があれば、運動負荷テストを受けて心臓がウォーキングを続けるのに耐えられるかどうかを調べてください。

心臓病の人がウォーキング時に守りたい注意点

心臓病の人や、その疑いのある人がウォーキングを行うときは、次のことを守るようにしましょう。

①常に心臓の状態に気をつける。

胸の痛み、不整脈、息苦しさ、めまい、顔面蒼白、足のもつれなどを感じたら、ウォーキングをすぐにやめて、その場に座るか横になって休みます。

②極度な暑さの中でウォーキングをしてはダメ。

極度な暑さの中でウォーキングを行うと、汗が大量に出て熱中症などを起こし、心臓の負担を大きくします。

私は、暑い日は冷房のきいた地下街やショッピングセンターなどでウォーキングを楽しんでいます。

暑い日は、ウォーキングを行う一時間ほど前にコップ二杯ほどの水分をとって、水分が不足しないようにすることです。

ウォーキング中も、汗が大量に出る場合には二〇分ごとにコップ一杯ほどの水分をとるように心がけましょう。

アイスパックをズボンのポケットに入れて、体の一部分を冷やすこともお勧めです。部分冷却法は体温上昇を抑えて汗の量を減らし、体の水分不足を防ぐ効果があります。

③極端な寒さの中でもウォーキングは禁物です。

寒さに体をさらすこと自体、心臓への負担を大きくします。

どうしても、寒い日にウォーキングを行いたいなら、帽子、マスク、マフラー、手袋、防寒着を身に着けて、体を寒さから守ってください。

寒い日も、私は地下街やショッピングセンターでウォーキングを行っています。暖房がきいていて、心臓や血管に過剰な負担をかけないでウォーキングができるからです。

④精神的ストレスをかけないでウォーキングをしましょう。

精神的ストレスは心臓障害を起こしやすくします。

運動しなければ、と思いつめないことです。ウォーキングしたくない気分のときは、無理してすることはありません。ウォーキングなどの運動は精神的ストレスをかけないで行うからこそ、よい効果が現れるのです。

⑤運動前の食事は軽めにします。

空腹で運動すると、脂肪酸が血液中に大量に出てきて心臓の働きを悪くすることがあります。したがって、食後一時間ほどたってからウォーキングを行うのが安全です。

運動前に食事をするといっても食べすぎはダメです。とくに高齢者は注意しましょう。高齢者がウォーキング前に重い食事をとると、心不全といった心臓病を起こすことがあります。

ウォーキングの前の食事は軽めにしておくことです。

⑥携帯電話、緊急時の連絡先のメモ、お金を持ってウォーキングをしましょう。

ウォーキング中に体調が悪くなって家族に連絡をとらないといけなくなるかもしれません。緊急時に備えて、携帯電話、緊急時の連絡先のメモ、タクシーなどで帰ることを考えてお金を携帯してウォーキングを行う習慣をつけましょう。

ウォーキングを行うときは、前もって家族らにウォーキングコースを伝えておくことも必要です。

⑦平坦なコースでウォーキングをしましょう。

坂や階段をのぼり下りするウォーキングでは、平坦なコースでウォーキングするよりも血圧は上昇します。それだけ心臓への負担も重くなります。

心臓の悪い人は、無理することはありません。平坦な道でウォーキングを楽しんでください。

⑧ウォーキングが終わったら、背中や腰のストレッチをしておきましょう。

ウォーキングは心臓病などを予防する効果があります。でも、ウォーキング中は、上体をまっすぐに保つために背中や腰の筋肉は働き続けています。

そのために、ウォーキング後は背中や腰の筋が硬直しています。筋肉が硬直すると、血行が悪くなったり精神的ストレスを感じやすくなります。こういったことは、心臓へ負担をかけることにもなります。

図33　背中と腰のストレッチ

この姿勢を10～20秒間保持して背と腰を伸ばす。これを3回繰り返す。

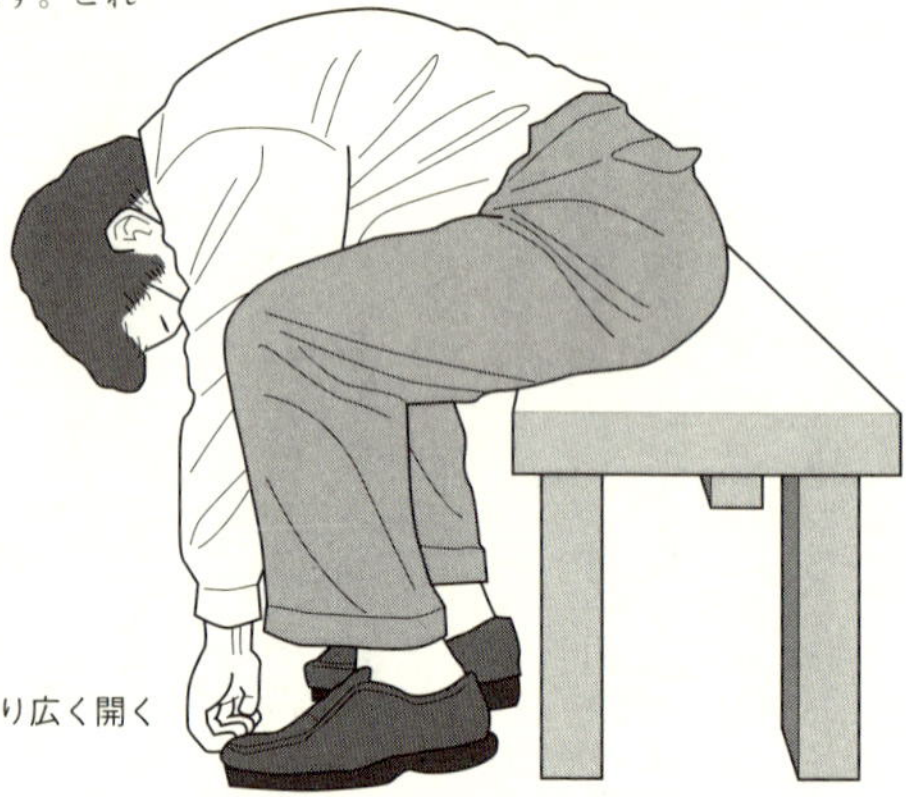
両脚の間に体を入れるように上体を倒す
両足は肩幅より広く開く

ウォーキング後は、背中と腰の筋肉をストレッチして、筋肉を柔らかくしておきましょう（図33）。

ベンチや椅子に座ります。両足は肩幅よりやや広く開きます。両脚の間に体を入れるように、上体を前に倒します。腰と背を伸ばした姿勢を一〇～二〇秒間保持します。このストレッチを三回繰り返します。

ストレッチしているときは、呼吸は止めないでください。呼吸を止めると、筋肉が緊張して、ストレッチ効果が現れにくくなります。

⑨一週間に二〇〇〇キロカロリー消費するようにウォーキングしましょう。

ウォーキングで一週間に二〇〇〇キロカロリー消費する人は、あまり歩かない人に比べて心臓病にかかる率が四〇パーセントも低いことが報告されています。

一週間に二〇〇〇キロカロリーということは、一日あたりおよそ三〇〇キロカロリーです。ウォーキングでこれだけのエネルギーを消費するには、およそ一万歩が必要です。

毎日一万歩を続けるのはなかなかたいへんですが、心臓病で苦しむことを思えばできないことはないはずです。歩数計をつけて、一日一万歩を目指してウォーキングしてみましょう。一日に歩いた歩数をノートやカレンダーに記録しておくと、歩き続ける動機づけになります。

VIII

充実した性生活を送れる体をつくる

脳は心地よいことが好き

嫌な仕事をしているときは、なかなか集中することができません。ボーッと他ごとを考えたり、仕事と関係のない本を読んだりと、仕事に集中できません。しかも、嫌な仕事が終わったときは、強い疲労感に襲われます。

ところが、大好きなことをしているときは、時間がたつのも忘れて熱中できます。疲れも感じません。

スポーツをするときも同じ現象が現れます。同じようにテニスをしたとしても、楽しい雰囲気で心地よくプレーしているときは、時間が気になりません。疲れもあまり起こりません。

しかし、嫌なメンバーとプレーするときは、時間のすぎるのが遅くて、終わったあとは心身ともに疲れきってしまいます。

なぜこんなことが起こるのかというと、脳は心地よいことが好きだからです。

自分の欲求が満たされるとき、私たちは快感を感じます。心地よさが生まれてきます。そして、この心地よさは脳の中に記憶されます。もう一度、この心地よさを味わいたいという欲求が新たに現れてきます。

逆に、欲求が満たされないと悲しみや怒りといった不快感を感じます。一度と同じ不快感を味わいたくないという気持ちが、脳の中に記憶されます。

好きなことならいつまでも続けていたい、嫌なことはすぐにでもやめたい、こういった本能に左右されながら私たちは行動しているのです。

しかし、社会生活を営むためには本能のおもむくままに行動することはできません。好きなことも、ある程度満足したらやめることが必要です。嫌なことも、いつまでも避けているのではなく、始めないといけないことがあります。

こういった行動のコントロールも、人間の脳は苦手です。我慢を続けることは長く続かないし、疲れてしまいます。

脳は、いつも心地よい状態でいたいものなのです。そして、脳が心地よい状態でいるとき、心身ともに健康で元気な状態を保つことができるのです。

老いない体をつくるには、脳を心地よくさせる時間を長く持つことが必要なのです。

その一つの方法は、好きな人と一緒に過ごす時間を持つことです。とくに勧められていることは、好意を感じている異性と過ごすことです。

異性と過ごすということ

脳が不快を感じるストレスには、さまざまなものがあります。やりたくない仕事をすること、嫌いな人と一緒に時間を過ごすこと、リストラなどなど……。

こういった不快の原因となるさまざまなストレスの強さを数字で表す方法が、アメリカの社会学者ホームズと内科医レイによって開発されました。そのストレス度ランキングのトップ3は、次のようです。

一位　配偶者の死（ストレス度一〇〇点）
二位　離婚（ストレス度七三点）
三位　別居（ストレス度六五点）

人間にとって不快を感じる最大のストレスは、配偶者との別れです。

好きで一緒になった夫婦の一方がいなくなることは、大きなストレスになります。配偶者を亡くした人が無口になり、近所づき合いも少なくなり、閉じこもりがちになることはよく見られることです。

脳を心地よくさせるには、夫婦がお互いに愛しながら、できる限り長く一緒に過ごすことがよいのです。子どもじみた恋愛小説のようかもしれませんが、これが心地よく生きるための最適な方法だと思います。

　夫婦生活というのは、異性との共同生活です。この異性と過ごすということが、元気で長生きするために重要なのです。

　配偶者を亡くした高齢者が、一人で生きる、同性と同居する、異性と同居する場合の寿命を調べた報告があります。それによると、異性と同居した場合がもっとも長生きできることがわかったのです。

　好きな異性と一緒に過ごすことは、脳が心地よさを感じることです。それが、精神的安定を生み出し、肉体を元気にさせてくれるのでしょう。

　高齢者の望ましいとする異性との関係を調べた報告が明らかにされています。それによると、六〇歳代から七〇歳代の男性の五〇パーセント、八〇歳以上の二〇パーセントの人が「性的関係を持つ」ことが望ましいと答えています。

　女性の場合には、六〇歳代で一〇パーセント、七〇歳代で五パーセントの人が「性的関係を持つ」ことが望ましい異性との関係と回答しています。

　かつては、年をとって高齢になると異性との性的関係は無縁であると考えられていました。ところが、高齢者も異性との性的関係を望んでいるのです。

　異性と性的関係を持ちたいというのは、性欲という本能です。本能は生きるための原動力なので、死ぬまで失われることはありません。

年をとっても性欲という本能はなくなりません。ただし、勃起とか射精といった肉体的な能力は年齢とともに衰えます。

充実した性生活を送るためには、肉体的な性機能の衰えをなるべく少なくとどめるようにすることが要求されます。

性機能の衰えの原因

異性との性的関係を高齢になっても続けたいと願っても、肉体的な性機能の衰えは年齢とともに確実に訪れてきます。

若いころは性的満足が得られていた人が、あるときから性機能障害になることがあります。

性機能障害とは、性欲がない、勃起しない、射精できない、オーガズムを感じないといった症状のことをいいます。

こういった症状の中で、男性の場合、年をとるにつれて現れやすいのは勃起しないことと射精できないことです。

勃起には中枢性と反射性の二種類があります。

女性の裸を見たり、性的な想像をするだけでも、勃起します。性的な刺激が性中枢を経て勃起中枢に送られて、性器が勃起するのです。これを中枢性の勃起といいます。

あるいは、性器を直接刺激しても勃起します。これは、皮膚への刺激が神経を通して勃起中枢に送られるからです。このような勃起を、反射性勃起といいます。

いずれの場合にも、陰茎の海綿体組織が血液で充満して、硬く大きく膨張するのです。

日本における勃起不全の患者数は、九〇〇万人だといわれています。そして、勃起不全を病む人の割合は、年齢とともに高くなることも指摘されています。四〇歳代の四〇パーセント、五〇歳代の五〇パーセント、六〇歳代の六〇パーセント、七〇歳代の七〇パーセントが勃起不全をかかえているそうです。

このように、高齢になるほど勃起不全の患者が増えることから、老化が勃起不全に影響していることがわかります。

しかし、勃起不全の原因は老化だけではありません。むしろ、老化以外の原因が勃起不全に強く影響しているのです。

糖尿病、高血圧、高脂血症といった生活習慣病などの病気が、勃起不全の原因となります。

アルコールの飲みすぎやタバコの吸いすぎも、勃起不全を起こさせます。

こういった病気、飲酒、喫煙は、血液の流れを阻害し、そのためにペニスへの血液の流入が妨げられて勃起しなくなります。

過剰な心理的ストレスも勃起不全の原因となります。心理的ストレスは、性器への神経伝達を弱め、勃起しにくくさせるのです。

男性によく見られるもう一つの性機能障害は、射精障害です。

性的クライマックスに達すると、尿道の括約筋や海綿体筋などが収縮して、精液が尿道口に押し出されます。そして、このような筋肉の規則的な収縮によって精液が射出されるのです。

若いころは、筋肉が強いので射精も勢いがあります。しかし、年とともに括約筋などが衰えてくると射精の力も弱くなり、射精しにくくなってくるのです。

八〇歳代の男性の三〇パーセントは、射精することができるといわれています。しかし、年齢とともに射精する能力が衰えるのは確かです。

射精障害には、射精もオーガズムもない、オーガズムはあるが射精しない、射精もオーガズムもあるが射精までに異常に時間がかかる、射精はあるがオーガズムがない、といった症状があります。

こういった射精障害の原因も、勃起不全とほぼ同じで病気、過度の飲酒や喫煙、精神的ストレスなどです。

射精障害は、がんの発症に関係することが明らかになってきました。最近のアメリカの医師会誌によると、射精の回数が多いほど前立腺がんの発症の危険性が低いというのです。生涯を通して平均すると、一週間の射精が三回増えるごとに前立腺がん発症のリスクは一五パーセント低下するそうです。

女性の場合には、更年期障害が性機能を衰えさせる原因になります。

更年期とは、卵巣の働きが衰えて女性ホルモンの分泌が減る閉経前後の時期のことです。四〇歳代後半から五〇歳代中ごろまでに、大部分の女性は更年期を迎えます。

更年期になると、多くの女性は心身の不調を訴えるようになります。肩こり、頭痛、めまい、抑うつ感、焦燥感、のぼせ、手足の冷え、異常な発汗といった症状が起こりやすくなります。更年期障害といわれるものです。

更年期障害をあまり感じないで過ごす人もいますが、たいていの女性は軽重の差はあるものの不調を感じます。

更年期障害は、肉体的にも精神的にもストレスになり、そのために性機能の減退が起こることがあるのです。

勃起不全、射精障害、更年期障害などは、運動によって肉体の衰えを防ぐことと、ストレスに強い脳を持つことによって防ぐことができます。

老いらくに向けての性

挿入することだけが、性欲を満たし、心地よさを感じさせるのではありません。手を握り合ったり、キスをするだけでも、性的満足が得られます。顔を見ながら話をするだけでも、心地よさを感じることができます。

人間は脳でセックスできるので、性的満足を得る方法はさまざまです。勃起不全だからといって、性的満足が得られないのではありません。

若いころは挿入することで性的快楽を得ることができた人も、年をとるにつれて性機能が減退します。中年になったら、その衰えに備えて、挿入以外でも性的満足を得ることができるように心の準備をしておくことが必要です。

男性は、年老いても異性との性的接触を望む傾向にあります。しかし、女性は精神的接触のほうを好みます。

セックスは男女間の合意があってのこと。無理じいすることは、絶対に避けないといけません。強引に関係することは、許されません。それは、夫婦の間でも守らないといけないエチケットです。

人間が性的快感を得る方法は二種類あります。

一つは、肉体的接触から得られる方法です。もう一つは、精神的接触から快感を得る方法です。老いらくの性は、一般的に精神的接触を中心としたものがよいでしょう。

そのためには、異性に恋する心を持ち続けることがよいのです。何歳になっても、人間から異性を恋い焦がれる心はなくならないようです。

年老いた夫婦の中には、お互いに恋愛関係を保っている人たちがいます。そういった夫婦は、若さに満ちています。老いない体、老いない心をつくるには、夫婦ともに死ぬまで恋い焦がれ合うことがたいせつなのでしょう。

不幸にも連れ合いを亡くした人は、新しく恋する人を見つけて、その人をたいせつにすることです。二度目、三度目の初恋だっていいでしょう。とにかく、異性に恋をすることができるのは若さを保っている証拠です。

ただし、ときどき問題になる高齢者のストーカー行為はいただけません。相手に不快感を与えるような一方的な恋からは、結局、心地よさを得ることなどできません。

好きな人が現れると、その人を見ているだけで満足できることがあります。声でもかけられたときには、年甲斐もなく赤面してしまいます。こんな経験も、一つの性のあり方です。

年老いても性と無縁になることはありません。若いころのような直接的な性的接触はなくなるかもしれませんが、年老いたからこそ楽しめる成熟した性を経験できるようになります。

所詮、人間は一人で生きることは難しいものです。いくら孤独が好きだといっても、誰かの存在を感じながら生きているのです。そのとき、恋しい人の存在を感じながら生きられれば、老け込むことはなくなるでしょう。

性は不浄なものではありません。人間が人間らしく生きるために必要なことなのです。年老いたからといって性欲を感じることは恥ずかしいことではないのです。

いくつになっても性を充足させることが、質の高い生活を送るために欠かせません。大いに恋愛をして、老いない体をつくってみましょう。

IX

楽しく老いる

エンジョイ・エイジングの勧め

これまで、老いない体をつくるためにはどのようなことを心がけるべきかを述べてきました。できれば、死ぬ直前まで老けすぎることなく、元気に生きたいものです。

しかし、どれほど頑張ったところで、年をとるにつれ心身ともに老いていくのを避けるのは至難のことでしょう。

誰だって、長く生きていれば体のあちこちで故障が起こり、若いころのように心を弾ませることは少なくなってきます。

老化から完全に解放されることがないのなら、思いきって老化を楽しんでみるのはいかがでしょうか。

これまでに出版されている中高齢者の生き方に関する本は、たいてい「アンチ・エイジング」を説いています。エイジング、すなわち加齢にどのように立ち向かうのかという立場で書かれた本が大部分なのです。

でも、私はこれまでの老化への対応の仕方とは逆に、「エンジョイ・エイジング」を皆さんに勧めたいのです。

エンジョイ・エイジングとは、老化を楽しんでしまおうというスタンスで生きることです。

科学技術が進み、老化を遅らせる方法が発見され、それが実践されたとしても、若さをいつまでも保つことがどれほど価値のあることでしょうか。

私たちは、限りある時間を生きることに価値を見出すべきだと思います。いつ死ぬのかを知っている人はいません。死は予告なく突然に訪れるものです。

だからこそ、生きている時間をたいせつにしたいという願望が生まれるのです。もし、永遠に生きることができるとしたら、果たして私たちは今ほど人生をたいせつにするものでしょうか。きっと、雑に過ごすことが多くなることでしょう。

人生は、幼少期、少年期、青年期、壮年期、中年期、老年期に分けられます。幼少期は育ちの時期、少年期は学びの時期、青年期は巣立ちの時期、壮年期は働きの時期、中年期は熟成の時期です。

一生という時間から見ると、人生はいくつかの段階に分かれており、それぞれの段階で特徴的な生き方を経験します。

そして、最後には老年期を迎えます。老年期は実りの時期だといえます。それまでの人生で経験してきたことを巧みに組み合わせながら、人生を集大成する時期です。

五〇年、六〇年と生きていれば、それなりにさまざまな経験をするものです。そういった経験を生かして、人生で最高の時間を過ごすのが老年期です。

老年期は死に向かっての心構えを培っていく時でもあります。これをし残した、あれもし残した、と後悔しながら死を迎えることはできるだけ避けたいものです。

こういった人生のまとめの時期だからこそ、老化に対抗するのではなくて、老化を楽しみながら元気に過ごしたいのです。

私たちの体は脳で生かされています。脳の指令によって体のさまざまな機能は働かされているのです。

ということは、気の持ちようによって体はいかようにも変わるのです。

元気で長生きしている老人たちの多くは、自分は健康で元気だと自信過剰気味に思い込んでいるそうです。体が多少痛んでいるかもしれませんが、元気だという気持ちでいれば体の故障も現れてこないのでしょう。

病気に対抗して症状がひどくならないように働いてくれるナチュラルキラー細胞が体の中にあります。脳が楽しい気分になり笑いが起こると、ナチュラルキラー細胞が活発に働いて病気の症状を軽減することが科学的にも明らかにされています。

何としても老化に打ち勝とうと頑張りすぎると、それがストレスになって、かえって健康を害したり元気をなくすことになります。

それよりも、老化を楽しんでしまおうと考えて、老化と仲良くつき合うほうが健康的であり元気を保てるのです。

エンジョイ・エイジングこそ、老いない体をつくるための最善の策だといえます。

老いを楽しむ方法

私は、五〇歳になったときから老化を楽しむようにしています。決して、老化を打ち負かしてやろうなどとはしません。老化に対抗心を持つことは、ストレスを強めるだけです。それよりも、老化というこれまでに経験したこともないことに遭遇することを楽しむようにしたほうが気は楽ですし、楽しみを味わうこともできます。

私が実践している老いを楽しむ方法を紹介しますが、私の方法を真似る必要はありません。私の老化を楽しむ方法をたたき台にして、あなたに合った老いを楽しむ方法を見つけてほしいのです。あなたに合った方法で老化を楽しむことを実践していただければよいのです。

（1）老眼を楽しむ

私は五〇歳をすぎたころから新聞や雑誌などの文字が見づらくなってきました。老眼が始まったのです。

それまでは、新聞や雑誌などの文字を読むことが気になることなどありませんでした。苦もなく細かな文字を読めたのでした。

それが、五〇歳になったころから文字が読みづらくなり、近視用の眼鏡をはずさないと読めなくなったのです。

もちろん、老眼は私にとって初めての経験です。

「あー、これが老眼なんだ」

未知の世界に入ったような、すごく感動した記憶が残っています。

さっそく、手もとにあった辞書で「老眼」を引いてみました。

「年をとって眼球の調節が鈍くなり、近くのものが見えにくくなること」（新明解国語辞典、三省堂）

辞書の定義通りのことが、私の体に起こったのです。近視用の眼鏡をかけたままだと文字が読みづらいのに、眼鏡をはずすと文字をはっきり読むことができるのです。

眼鏡をかけたりはずしたりを繰り返して、文字の見え具合を楽しみました。

私は近視用眼鏡をかけないと、一メートル先の文字をはっきり読むことができません。眼鏡のない生活など考えられませんでした。それが、眼鏡なしのほうが文字をはっきり読めるのです。老眼という面白い現象を楽しむことができました。

老眼を感じて二週間ほどしてから、行きつけの眼鏡店へ行きました。老眼鏡をつくるためです。

目に合った老眼鏡をかけると、雑誌や本などの文字がはっきりと読めます。

最初は遠近両用眼鏡をかけていましたが、今では読書するときに使う老眼鏡、コンピュータ画面を見るための老眼鏡、外出先で利用するちょっとしゃれたフレームの老眼鏡など四種類の老眼鏡を使い分けています。

もともと眼鏡をかけるのが好きなので、近視用眼鏡と老眼鏡で私なりのおしゃれを楽しんでいます。

（2）スポーツタイプのオープンカーを楽しむ

五〇歳から、私はスポーツタイプのオープンカーに乗っています。

安全に運転するためには、反射能力が必要です。危険を察知したら、素早くアクセルからブレーキに踏み替えられないといけません。しかし、反射能力は年齢とともに衰えます。二〇歳代の反射能力を一〇〇パーセントとすると、五〇歳代の反射能力は六〇パーセントほどになります。

反射能力が衰えたのでは、交通事故を起こす危険性が高まります。ドライブが好きな私は、この反射能力の衰えを運動で防ぐだけではなく、スポーツタイプの車に乗ることで解消することにしました。

車づくりの専門家から聞いたことですが、車をつくるときまず考えることは制動だそうです。考えてみれば当たり前のことです。車は走りっぱなしでは、用を足しません。走っている車を、必要に応じて速度を落としたり停めたりしなければなりません。制動が車にとっていちばんたいせつな機能なのです。

年をとると、神経や筋肉が衰えて反射能力が低下し、車の制動をかけるタイミングが遅れがちになります。

早めに制動をかけるようにすれば安全なのでしょうが、ときには予期せぬときに急制動をかけないといけないこともあります。その緊急時に備えて、制動能力が優れているスポーツタイプの車に乗ることにしたのです。神経や筋肉の肉体的な衰えを、車の制動能力に補完してもらうことにしたわけです。

秋から冬にかけての季節は、天気がよければ幌をオープンにして走ります。幸い、私が住んでいる近所にはオープンカーでのドライブに適した自然に富んだ道路があります。

新鮮な空気をいっぱい体に浴びながら、オープンカーを走らせると、若いころ見た映画の主人公のような気分にひたることができます。これも、若い気持ちを持ち続けるのによい方法だと思います。

運転中も、脳をたえず働かせて、脳の老化予防を楽しんでいます。その方法は、前の車との車間距離に気をつけながら運転することです。前を走っている車に注目します。その車が、看板の横を通過するとします。そのタイミングで、ゆっくりと「イチ、ニー、サン」と数え始めます。サンといったときに、前の車が通過した看板の横に自分の車があれば、安全な車間距離を保っていることになります。ニーで通過したのなら、車間距離は狭すぎて追突の危険性があります。

いつでも安全な車間距離をとるように、アクセルの踏み具合を加減するのです。こんなドライブを繰り返せば、脳を刺激して老いを防げます。それに、何よりも安全です。

（3）ディンギーヨットを楽しむ

子どものころやりたかったけれども、できなかったことに挑戦することも若さを保つのに役立つと思います。

私にとって、それは小型のディンギーヨットに乗って水上を漂うことです。

五七歳の誕生日を迎えたとき、ヨットスクールに入ってディンギーヨットの操船を教えてもらいました。最初は「沈」といって、ヨットが転覆して海に投げ出されました。でも、これがまた楽しいのです。そう、未知の経験だからです。ひっくり返ったヨットを起こして、素早く乗り込む。こんなことは、日ごろ経験できることではありません。

私にとって、水上でヨットを操っているときは童心に返ることができます。無邪気に自然の中で楽しい時間を満喫できます。

私は「散帆《さんぽ》」と名づけて、一人で海や湖をヨットで漂う遊びを月に一、二回は楽しんでいます。散歩のように急がないで、風を受けながら水上を漂うのです。

童心にひたり、一人になって、時のたつのも忘れて過ごすことができれば、何もヨットでなくてもいいのです。

子どものときのように、誰にも邪魔されず、夢中になることができることを、あなたなりにすればよいのです。

(4) 水彩画を楽しむ

脳には左脳と右脳があります。左脳は、言葉を操ったり、計算したり、論理的思考や推論といった働きをします。右脳は、ひらめき、芸術性、創造性、空間認知といった役割をはたしています。

私の仕事は、読書や文章を綴るといった左脳を使うことが多いものです。それに比べると、右脳を使うことは少ないようです。

私は、子どものころから音楽や図画が苦手でした。大人になってもそれは続き、芸術に関することとは無縁の生活を送っていました。

左脳と右脳の両方を刺激することが脳の老化予防に役立つことは知っていましたが、それを実践することはありませんでした。

それが、五五歳をすぎたころから、左脳だけではなく右脳も刺激しようと思いたち、絵を描き始めました。

選んだのはペン画と水彩画です。どちらも、気楽に始められそうだと感じたからです。絵画集から気に入った絵を模写したり、カメラでとってきた風景などを描いたり、新幹線での移動中に描くことを楽しんでいます。

うまく描きたい気持ちはありますが、それよりも私なりに感じたままを描くことによって右脳を刺激するようにしています。

（5）自然体を楽しむ

年をとってきたら、他人とのつき合い方は自然体がよいでしょう。

柔道では、相手と組み合っているときの構えの姿勢がたいせつだといわれています。理想は、相手がどこから攻めてきても巧みにかわすことができ、かつ相手を攻めるときには効果的に技をかけられる姿勢をとることです。柔道では、このような姿勢を「自然体」と呼んでいます。

自然体の中心にあるのは自分自身です。相手の動きを感じとりながら、たえず自分にとって有利な姿勢をとっていく、これが自然体の極意なのです。

自然体の考え方は、人間関係にも応用できます。私たちは、大勢の人たちが集まってできている社会の中で生きています。否応なしに、他人との人間関係の場に身を置かないといけません。ときには、人間関係のもつれから不快な気分になることがあります。自殺を考えるほど深刻な状態に追い込まれることだって起こります。

こういった人間関係での悩みを持たないためには、自然体の人間関係をつくることが勧められます。言葉をかえれば自分中心のつき合い方です。いつも自分をたいせつにしながら他人とつき合うのです。

むやみに相手に合わせようとあくせくしないこと。そうでないと、人間関係がストレスの原因になってしまいます。自分にとって心地よい関係を保ちながら、他人とつき合うのがよいのです。

自分をたいせつにすることは、相手をたいせつにすることにつながります。少々わがままなつき合いをするほうが、自分にも相手にもストレスが生まれません。

自然体の人間関係、これが私の考える中年からの心地よいつき合い方です。

（6）整理を楽しむ

死んだあと、残された家族にかける迷惑はできるだけ小さくしたいものです。そのために、私は年をとるにつれて持ち物やつき合いなどを減らすようにしています。

仕事がら蔵書の数は人並み以上です。蔵書の処分で家族に迷惑をかけたくはありません。しばらく手もとに置きたい書物以外は、スキャナーで読みとってコンピュータに保存し、そのあとで本は処分しています。こうしておけば、私の蔵書の処分で家族にかける迷惑はなくなります。

家族には、私が死んでも身内だけで葬儀をすますように伝えてあります。葬儀の連絡を誰にしたらよいのか、こんな心配を家族にかけたくはありません。私は、つき合いもしだいに減らすようにしています。できれば、死ぬときには家族以外のつき合いはなしだといいですね。

つき合いを減らすと、自分自身の時間を十分に持つことができるようになるし、他人のことを考えながら物ごとを判断する必要もなくなります。

死ぬまでに身辺の整理をしておくことが、よい死を迎えるために必要だと思います。何ごとにつけ「立つ鳥、跡を濁さず」、この気持ちを忘れたくありません。

私は整理学に関する本を読むことが好きです。しかし、これまでに出版された本には、ここで述べたような人生の整理学について書かれたものはありません。私なりに人生を整理する、これは中年をすぎたからこそ楽しめることです。

エピローグ——自分本位に思い通りに生きるための体づくり

年をとれば、それなりに老化が起きてきます。皮膚はたるみ、背は丸くなり、動作はのろくて転びやすくなります。食欲はあるのに、性欲が弱くなってきます。積極性も低下してきます。

明らかに、若いころとは異なった変化が心身ともに現れてくるのです。

こういった老化現象は加齢とともに起こるものだと、自然の成り行きに身をまかせるのも一つの人生観です。

私も、基本的には自然に身をゆだねて、年をとっていくことがたいせつだと感じています。自然の力に抵抗するには、人間はあまりにもひ弱です。体に組み込まれている老化時間を止めることは、人間にはできません。

生きているものは、かならず死の時を迎えるのです。そして、死を迎える前に、減速する時間を過ごすのです。

母親の体の中で受精してから誕生後一八年までは、体は猛スピードで成長します。体のさまざまな機能は、急速に発達します。身長が伸び、体重が増え、骨格や筋肉は太く強くなり、心臓や肺臓や胃腸などの働きが活発になります。

二〇歳代から三〇歳代までは、成長期の勢いを利用して、体の諸機能を完成させる時期です。

そして、五〇歳からは体のさまざまな機能に少しずつブレーキをかけながら、速度をゆるめていくのです。

この減速の時期は、体に無理させることなく終焉を迎えるための準備期です。

人間の体は急な変化が苦手です。新しく経験することが急に現れてしまうと、体はそれに対応することができません。徐々に慣らしていくことが、体のためです。

老化も同じことで、急に老化が起こると、体はそれに対応しきれず、さまざまな障害が起こります。

老化は自然現象です。その自然現象は、急に起こるのではありません。本来、二〇年、三〇年と時間をじっくりかけて進むものです。

しかし、運動不足、睡眠不足、ストレス、喫煙、飲みすぎといった生活習慣の悪さが続くと、老化が急に出現します。その急変に体は対応しきれず、いっそう老化現象が進むのです。

この本の中で述べてきた「老いない体をつくる」ことの本質は、永遠に老化させない体をつくるということではありません。老化を急激に起こさせるのではなく、自然に老いが進むことができる体をつくろうということです。

そのためには、「私は若い」「私は元気だ」と思い込めるだけの、心身をつくっておくことです。

元気で長生きしている老人の特徴は、少々、自信過剰気味に自分のことを若いとか元気だと思い込んでいる人たちです。若い、元気だという自信が、老いない体をつくってくれる力を与えてくれるのです。

若いとか元気だと思い込める自信を持つためには、何はともあれ健康な心身であることが肝要です。

そのための一つの方法として、私は一人で生きられる体力をつくることを提案しています。

自分の体を、自分の力で、自分の思い通りに動かすことができる体力をつくり、それを維持することです。

そのための体力は、オリンピック選手のように一〇〇メートルを一〇秒で走るとか、二〇〇キロのバーベルを持ち上げることができるといったものとは違います。

トイレは一人で用がたせる、食事は一人で食べられる、好きなことができる、そういった日常のことが行えるための体力が必要なのです。

それだけの体力をつけるためなら、スポーツ選手のように苦しいトレーニングを続ける必要はありません。日々の生活の中で楽に行えるのです。

日々の生活の中で行えるということは、実践しやすいということです。どんなに理論武装しても、運動を実践しないと効果を得ることなどできません。理論に基づいた正しい運動を実践してはじめて体力は高まるのです。

人間は体が元気になると心も元気になります。積極性が出てきて、一日の生活が充実してきます。

元気で長生きしている老人たちは、年齢に合った体力の持ち主たちです。とくに強靭というのではなく、年相応の体力を持った人たちなのです。

しかし、多くの人は、運動不足や過食で年齢よりも老いた体力しかないのです。そのために、階段をのぼると息が切れ、疲れやすく、何かをするための意欲も低下し、毎日を漠然と過ごしているのです。

これからの時代は、誰かが敷いた道に沿って歩むのではなく、自分で目標を決め、自分で進路を見つけて生きることが必要です。人まかせではなく、自分の力で生きることが要求されているのです。その基盤となるのが、一人で生きられる体力と精神力です。

平凡社新書編集部の三宅智恵巳さんからこの本の執筆の依頼を受けたとき、私はすぐに受諾の返事をしました。

講演会などで私と同じ年代の人たちに会うと、多くの人に「先生は若く見えるし、元気そうでいいですね。何か秘訣はあるのですか」とよく聞かれるのです。

確かに、私は年齢よりも一〇歳ほど若く見られます。若いころとほとんど変わらず、活動的に毎日の生活を送っています。ではどんなことを心がけているのかというと、答えはまったく一般的です。

体をこまめに動かす、食べすぎたり飲みすぎない、タバコを吸わない、熟睡する。誰が考えても思いつくことをただ実行しているだけです。

その私の実践していることをこのように本にまとめて、多くの人たちに読んでいただき、それぞれの人に自分に合った体力づくりを発見していただく機会を三宅さんがつくってくださったのです。心より感謝します。

この世に生まれたからには、健康で元気よく、しかも他人に迷惑をかけない範囲で自分本位に生きたいものです。そのためには、少々の努力が必要です。そのヒントをこの本を通して、読者の方たちが得られたのであれば、筆者としてこの上ない満足を感じることができます。

老いない体をつくる最終の目標は、楽に死ぬことです。エネルギーを少しずつ使い果たしながら、スーッと息をひきとる、そんな死に方をしたいものです。

日本人は、よく他人まかせといわれます。まかせるべきことは他人にまかせればよいでしょうが、自分自身の体や心は他人まかせにはできません。自分で自分の心身を管理する自己管理をしないといけないのです。

健康や元気がすべてではありません。しかし、健康で元気でなければあなたの思い描く人生を送ることはできません。

一回しかない人生の後半は、自分本位に思い通りに生きてみようではありませんか。

湯浅景元

二〇〇五年四月

【著者】

湯浅景元（ゆあさ かげもと）

1947年名古屋市生まれ。中京大学体育学部卒業、東京教育大学（現・筑波大学）大学院体育学研究科修士課程修了。その後、東京医科大学で学ぶ。医学博士、体育学修士。現在、中京大学体育学部教授（コーチング論とスポーツ環境論を担当）。主な著書に、『湯浅式「ながらトレーニング」で若返る！』（小学館文庫）、『これならできる簡単エクササイズ』（岩波書店）などがある。

平 凡 社 新 書 ２ ７ ８

老いない体をつくる

人生後半を楽しむための簡単エクササイズ

発行日——2005年6月10日　初版第1刷
　　　　　2007年2月5日　初版第9刷

著者——湯浅景元

発行者——下中直人

発行所——株式会社平凡社
東京都文京区白山2-29-4　〒112-0001
電話　東京(03)3818-0743［編集］
　　　東京(03)3818-0874［営業］
振替　00180-0-29639

印刷・製本—図書印刷株式会社

装幀——菊地信義

ISBN978-4-582-85278-3
NDC分類番号780　新書判(17.2cm)　総ページ224
平凡社ホームページ http://www.heibonsha.co.jp/

平凡社新書　好評既刊！

188 脱・持ち家神話のすすめ 〈住む〉ための哲学を求めて　山下和之
「持ち家神話」はいかに形成され、何をもたらしたか。日本の住まいを再考する。

194 漢方の診察室　下田哲也
町の医者が教えるやさしい漢方入門。気管支喘息、アトピー等の治療法も示す。

195 免疫と腸内細菌　上野川修一
免疫から光を当てると、腸内細菌とヒトの不思議な共生関係が見えてくる！

201 サプリメント小事典　蒲原聖可
巷にあふれる多種多様のサプリメントを正しく利用するための、決定版ガイド。

215 田舎で起業！　田中淳夫
商品開発から販売、地域づくりまで、元都市生活者たちの華麗なる田舎ビジネス。

227 にっぽん鉄道旅行の魅力　野田隆
心はずむ鉄道の旅に、さあ出かけよう。北へ南へ、日本全国をめぐる12章。

228 素晴らしき自転車の旅 サイクルツーリングのすすめ　白鳥和也
自分の足と愛車で創り出す自由な旅のソフトとハード、愉しみ方を伝える。

230 消費者はなぜだまされるのか 弁護士が見た悪質商法　村千鶴子
悪質商法における事業者と消費者の問題点とは。消費者問題のプロが語る。

259 **義経伝説と日本人**
森村宗冬
偽書も飛び出した義経伝説。江戸時代以来の様々な説と反論の面白さを詳細に辿る。

260 **インフルエンザの世紀**
「スペインかぜ」から「鳥インフルエンザ」まで
加地正郎
インフルエンザ大流行は再来するか？〝カゼ博士〟が警鐘を鳴らす！

262 **ベジタリアンの医学**
蒲原聖可
予防医学の観点から正しいベジタリアン食を解説。週末から始めてみませんか？

267 **しのびよるネオ階級社会**
〝イギリス化〟する日本の格差
林信吾
日本は英国型の階級社会へ向かっている！ 在英生活報告も含め警鐘を鳴らす。

269 **江戸の流刑《るけい》**
小石房子
流された人々の生き様を通して島流しの実像に迫り、江戸の裏面を掘り起こす。

272 **地図で読む日本古代戦史**
武光誠
反乱、内紛、侵略、暗殺。日本の歴史を決めた古代九大戦乱の実像を描く。

273 **不機嫌なメアリー・ポピンズ**
イギリス小説と映画から読む「階級」
新井潤美
本当は意地悪でスノッブなイギリス小説。映画化作品から読み解く真の面白み。

275 **日本全国 路面電車の旅**
小川裕夫編著
札幌から鹿児島まで、全国の路面電車を訪ねた完全乗車ガイド。カラー口絵付き。